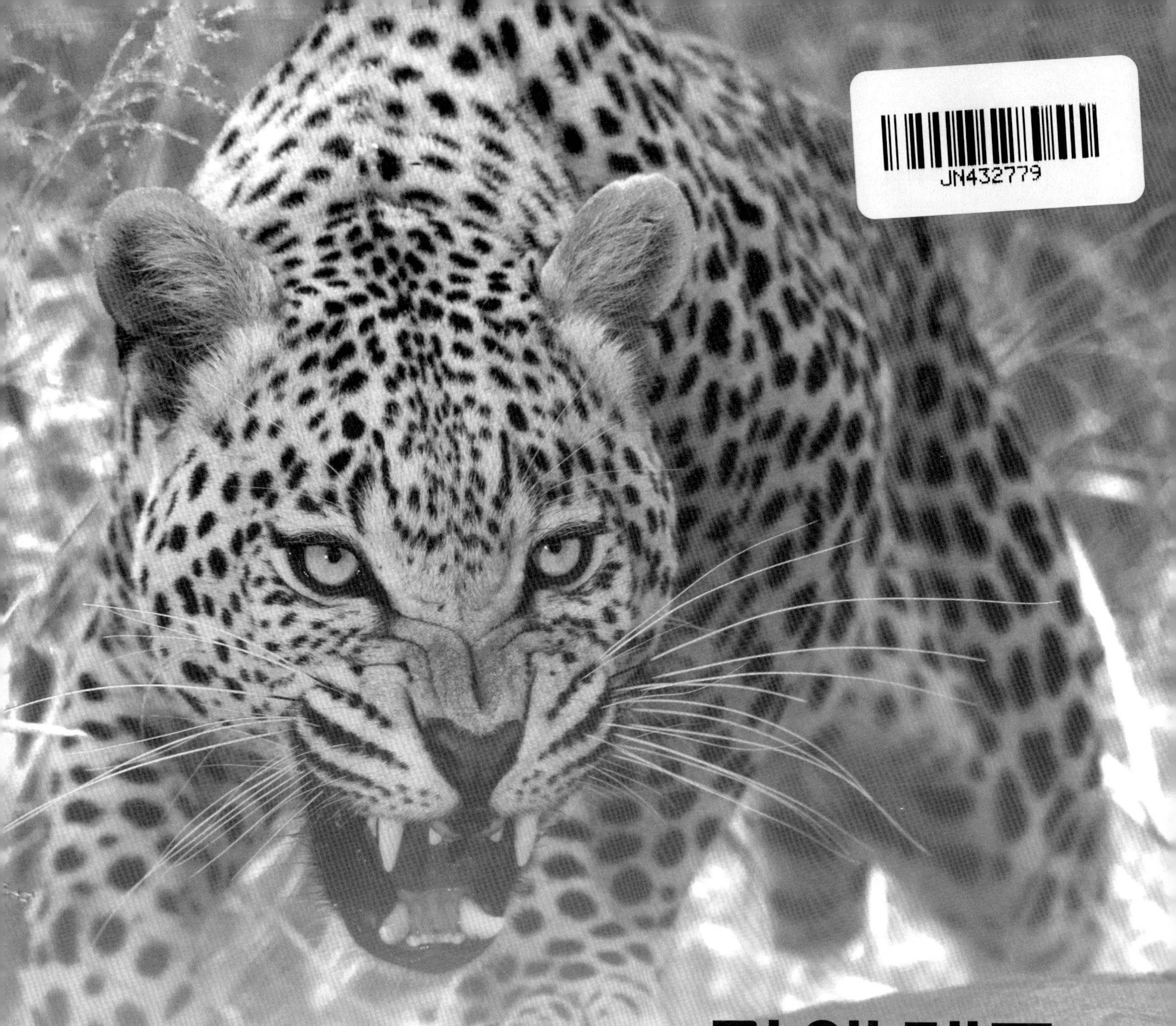

퀵 앤 데드

The Quick and the Dead

미니멀리스트 숙련자를 위한 토털 트레이닝

파벨 차졸린 지음 | 차민기, 최현진 옮김

대성의학사

의료적 책임에 대하여

이 책의 저자와 출판사는 이 책에 포함된 지침을 따르면서 발생할 수 있는 모든 부상에 대해 어떠한 책임도 지지 않는다. 이 책에서 제시하는 활동들이 어떤 사람들에게는 너무 격렬하거나 위험할 수도 있다. 독자는 항상 의료 전문가에게 진찰을 받고 훈련에 들어가야 한다.

퀵 앤 데드
The Quick and the Dead

1판 1쇄 펴냄: 2021년 5월 7일

지은이: 파벨 차졸린
옮긴이: 차민기, 최현진
펴낸이: 권오현
펴낸곳: 대성의학사

출판등록 2009년 6월 22일(제301-2013-095호)
서울특별시 중구 을지로 126-1 (을지로3가, 3층)
전화 02)2279-3444 / 팩스 02)2285-0108
Homepage www.medibook.co.kr

값 23,000원

ISBN 979-11-90868-13-6(13690)

CONTENTS

역자 서문 4

프롤로그: 두 표범 이야기 5

PART I: 패스트 퍼스트

강인한 표범이 되라 7

패스트 퍼스트 11

산, 빠른 움직임의 적 14

아드레날린, 사냥감의 호르몬 18

퀵 앤 데드 21

PART II: 생명의 잔인성

길고 험난한 길 24

세 가지 에너지 시스템 26

응급 시스템 27

강도는 노력이 아니라 출력이다 28

… 그리고 쇠락의 시간이 다가온다 30

스위트 스폿 지점에 대하여 31

빠른 10회 반복은 고중량 5회 반복과 동일한 효과 34

10×10, 재충전 35

휴식 안에 멜로디가 있다 37

연구 분석 39

결론 40

PART III: 파워 드릴

파워 드릴 선택 45

스윙: 사바나 맹수들의 맹렬한 사냥처럼 55

푸시업: 고전적인 운동의 재해석 59

스내치: 차르 만세! 68

PART IV: 즐거운 사냥 시간!

서킷 트레이닝 리미티드 73

심폐 능력은? 76

델타 20 원칙 78

100년 가는 집 짓기 82

스케줄 84

Q&D 요약: 스윙과 푸시업 86

Q&D 요약: 스내치 88

각자를 위한 선택 91

에필로그: 최고의 사냥꾼 97

감사의 말 98

참고 문헌 및 노트 99

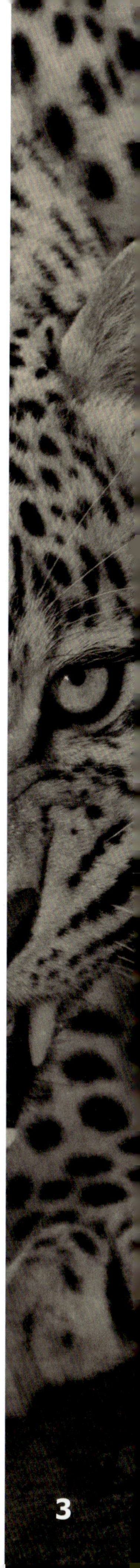

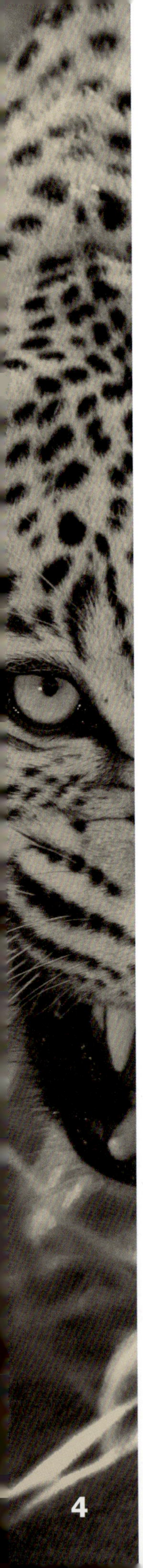

역자 서문

파벨과 StrongFirst 커뮤니티의 새로운 콘텐츠를 한국 독자들에게 다시 한번 소개할 수 있는 기회를 마련하게 되어 기쁘다.

퀵 앤 데드Q&D의 장점은 복잡한 운동생리학적 효과를 단순하고 간결한 훈련법으로 실천할 수 있게 제안한다는 것이다.

그리고 다소 신체 외형과 스트렝스에 초점을 맞추기 쉬운 대중의 훈련 로드맵에서, 심폐 능력 등을 비롯한 운동의 다양한 생리적 효과에 대한 처방전을 제시한 것 역시, 이 얇은 책이 독자들에게 선사하는 놀라운 선물일 것이다.

Q&D는 일반인 건강증진에서부터 뛰어난 피트니스 능력을 요구하는 직업군에 이르기까지 다양한 스펙트럼의 인구들에게 유익한 프로그램이다. 때문에 이 훌륭한 콘텐츠의 혜택을 누릴 수 있는 사람들의 범주는 매우 넓을 것이라고 기대한다.

운동과 훈련 정보를 누구나 쉽게 접할 수 있는 현 시대에, 복잡하고 다양한 정보와 훈련법들은 자신의 신체를 단련하고 건강을 증진시키려는 이들에게는 양날의 검과 같다.

이 책을 읽는 독자들이 현명한 미니멀리스트의 길을 탐구하는 방법 또한 맛보길 바란다.

역자에 대하여

차민기

한의과 대학 시절, 척추분리증으로 인한 첫 요통을 경험하고 운동을 통한 재활, 통증 관리에 대한 공부를 시작하게 되었다. '움직임'을 화두로 통증 관리, 재활, 피트니스 향상이 같은 선상에 있다는 것을 믿고 이에 대한 내용을 탐구하고 진료에 적용하려 노력하고 있다.

최현진

원자력공학을 전공하고 대학 졸업 이후 8년 이상을 엔지니어로 근무했다. 첫 SFG 이후로 Strength & Conditiong 훈련과 교육을 위해 직업을 바꾸었다. 현재 서울 합정동에 위치한 Powerzone HJ Strength & Conditiong에서 스트롱퍼스트 시스템에 기반을 두고 다양한 분야의 사람들을 위해 그룹과 개인 수업을 진행하고 있다. 스트렝스를 통해 육체적 그리고 정신적으로 건강하고 행복한 삶을 지속하는 방법을 많은 이들과 공유하려 한다.
스트롱퍼스트의 철학인 '근력의 학생Student of Strength'으로 2016년 봄과 2017년 봄 '택티컬 스트렝스 챌린지'에서 여성 엘리트 부문 1위를 차지했으며, 아시아 최초로 '아이언 메이든'과 '시니스터' 타이틀을 획득했다.

- Powerzone HJ Strength & Conditioning 대표
- STRONGFIRST Certified 팀리더
- STRONGFIRST Elite Instructor
- Iron Maiden, Sinister
- FMS2, Flexible Steel2 Instructor
- IPF Korea Powerlifter

프롤로그: 두 표범 이야기

초원의 한 영양이 훌륭하게 위장한 표범 한 마리가 슬그머니 다가오는 것을 인식하지 못한 채 한가로이 풀을 뜯고 있었다. 이 맹수는 주변 지형에 몸을 녹이고 수은처럼 흐르듯 다가갔다.

이 날은 사바나에서도 바쁜 때였지만, 오직 한 쌍의 눈만이 이 표범을 추적하고 있었다. 내 친구인 조지는 밀렵꾼들과 싸우며 아프리카에서 시간을 보내고 있었는데, 그는 들키지 않으면서 관찰하는 법을 알고 있었다. 최근에 그는 큰 고양이과 동물들의 사냥 타이밍을 즐기고 있었다.

이윽고 키 큰 풀밭 속에서 흐릿한 점이 흔들려 빛처럼 움직였다. 영양은 목숨을 걸고 필사적으로 달렸지만, 이 세상에서 마지막이었던 짧은 달리기였다. 표범이 껑충 뛰었다. 굵은 뼈를 으스러뜨릴 만큼 힘이 센 턱이 먹잇감의 목을 휘감았다.

모든 일은 16초만에 끝났다. 이 멋진 사냥꾼은 우뚝 서서 지배자만이 할 수 있는 당당한 포즈로 주변을 살폈고, 잠시 '패스트 앤 루즈fast and loose'한 승리의 춤을 추었다. 그리고 자신보다 더 큰 저녁거리를 입에 물고 나무로 올라갔다.

"저 표범이 하는 일은 마치 당신이 나를 입에 물고 나무에 오르는 것 같은 것일 겁니다"라고 나보다 50파운드는 더 무거운 조지가 말했다. 그리고 이는 자신의 몸무게의 3배나 되는 먹이를 가지고 올라갈 수 있는 표범에게는 별것 아닌 일이었다.

그러고 나서 조지는 처음과는 아주 다른, 자신이 목격한 또 다른 표범의 사냥에 대해 내게 말했다.

그가 말한 수컷 표범은 앞선 표범과 다른 상황이었다. 나이가 들면서 앞발 하나가 감염되었다. 그 안에 가시가 박혀 있었는데, 이것은 야생의 알파 포식자들(먹이사슬의 최상위에 있는 포식자: 역자주)이 겪는 흔한 위험이다.

이 표범 또한 사냥을 하곤 했지만, 속도가 느려지자 영양을 사냥하기 위해 점점 더 열심히 그리고 더 오랜 시간 일해야 했다. 이윽고 먹이를 숨길 만큼 빨리 나무를 오를 수 없었고, 기회주의적인 하이에나 무리에게 공격을 받았다.

표범은 열심히 잘 싸웠고 하이에나들은 꼬리를 다리 사이에 끼고 달아났다. 지금까지의 일들은 4분 동안 일어났다.

다행히 하이에나는 돌아오지 않았다. 완전히 지쳐버린 이 늙은 표범은 땅바닥에 누워 숨을 헐떡이고 있었다. 고양이과 동물이 헐떡이는 것을 상상할 수 있는가? 이것은 품위 있는 고양이들의 행동이 아니다.

마침내 늙은 표범은 호흡을 되찾고 저녁식사를 안전한 나무 위로 질질 끌고 올라갔다.

몇 달 후, 조지는 이 표범이 죽기 위해 동굴로 사라지는 모습을 지켜보았다. 이것이 그들이 하는 것이다.

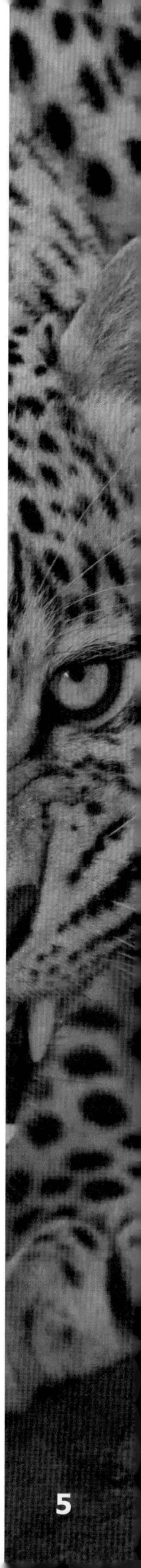

PART I: 패스트 퍼스트

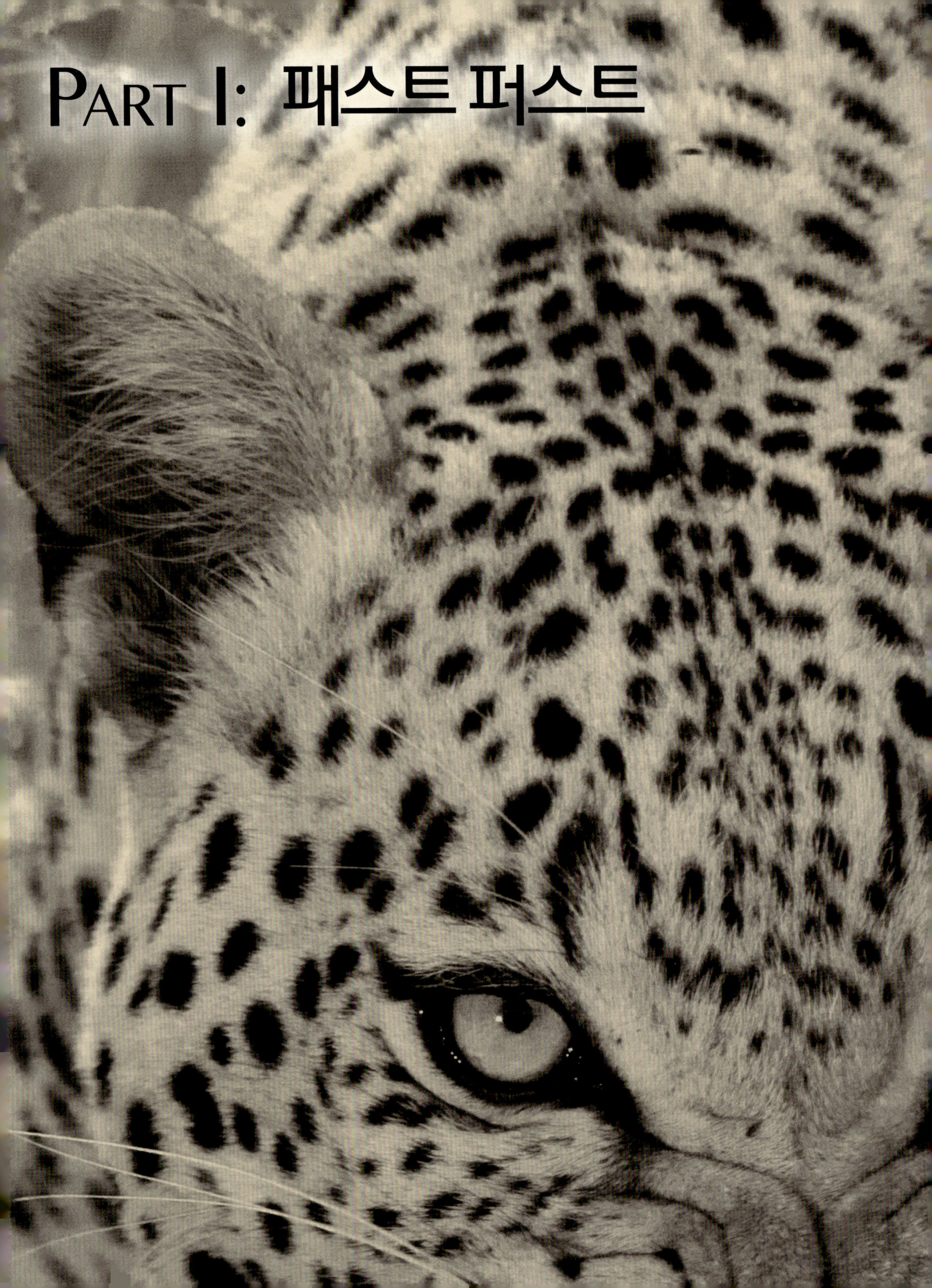

강인한 표범이 되라

두 번째 표범의 사냥은 오늘날의 '고강도 인터벌 훈련High-Intensity interval training'의 정신력에 대한 전형적인 예이다. 극적이고, 비효율적이며, 대가를 치르는 방식이다. 이 늙은 고양이과 동물이 노쇠에 따른 불리함에 맞서는 터프한 태도에 감탄한다. 하지만 이 영웅적인 행동은 수요일 밤에 체육관에서 모방할 만한 것이 아니다.

이와는 대조적으로, 퀵 앤 데드 방식(Q&DQuick and the Dead regimen)은 첫 번째 표범에게서 영감을 받았다. 어떤 단 한 세트의 활동도 이 흉폭한 16초 사냥 시간을 넘기지 않는다. 피로에 희석되지 않은 파워는 영웅적이진 않지만, 프로페셔널하다.

Q&D 프로토콜은 최소한의 생물학적 비용으로 퍼포먼스(수행 능력)를 극대화하고, 언제든지 육체적, 정신적으로 높은 수준의 퍼포먼스를 발휘할 수 있도록 설계되었다.

당신은 강력해질 것이다. 그것도 매우 강력해질 것이다.

파워는 그 자체로도 대단하지만 특정한 방식으로 이를 훈련시키는 것 또한 광범위한 '왓 더 헬 효과들what the hell effects'을 제공한다. 근육 증가, 지방 감소, 취약함에 대한 저항력, 안티에이징.

게다가 Q&D는 여러분들이 리프팅을 할 때 필요한 더 큰 스트렝스를 얻게 해줄 것이다.

Q&D는 미니멀리스트의 독립적이며, 완전한 훈련 방식이 될 수 있다.

또는 어떤 선수 훈련법에든 훌륭한 첨가제가 될 것이다.

Q&D는 몸을 괴롭히지 않으면서 일주일에 2~3회, 훈련당 12~30분밖에 걸리지 않는다.

Q&D는 훈련을 지속하지 못해 능력을 떨어뜨리는 상황이 초래되었을 때 디트레이닝detraining 효과를 최소화하도록 고안되었다. 만약 당신이 한 달 내내 모든 훈련을 쉰 다음 말도 안 되지만 복싱 교실로 갔을 때 훈련을 쉬지 않았다고 생각하고, 당신은 기대했던 것보다 덜 고통받을 것이다.

내가 '마크'라고 부르는 어느 미국 특전사는 뛰어난 복서, 레슬러, 그리고 파워리프팅 선수이다. 그의 스트렝스는 그가 40대 중반의 나이에서도 현역 선수로 싸울 수 있었다. 그런 다음 그는 'StrongFirst Experimental Protocol 033'이라고 불리는 Q&D 스윙 및 푸시업 계획을 훈련에 추가하였다.

> 나는 6주짜리 033C 템플릿을 완성했다. 이를 항상 나의 주 3회 파워리프팅 훈련의 웜업으로 30분 동안 하였다. 내 모든 파워리프팅이 향상되고, 내가 겪는 모든 부상으로 인한 통증이 경감하는 속도가 향상되는 것을 경험하였다.
>
> 또한 시합중에 지구력이 향상되는 것을 발견했다. 엉덩이가 폭발적으로 움직이면서 빨라진 속도로 타격력도 높아졌다. 내가 주목한 큰 게임 체인저는 그래플링을 할 때의 엉덩이 움직임이었다. 폭발적인 엉덩이 움직임을 통해 힘을 극대화할 수 있게 되어 오히려 덜 피곤했다.

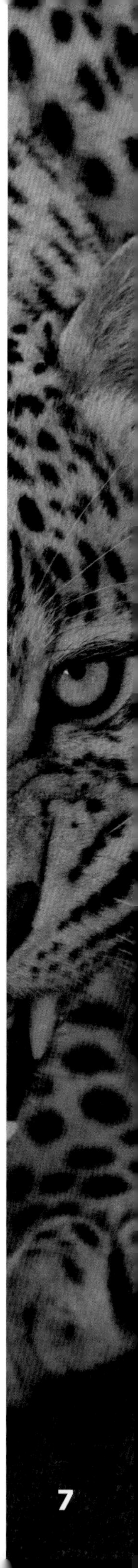

엉덩이 힘을 사용하여 상대에게 '무거운' 자세를 취함으로써 에너지를 더욱 효율적으로 사용하였다. 이러한 힘과 지렛대를 결합하면 덩치 큰 친구들을 아이처럼 다룰 수 있다. 테이크다운과 던지기를 할 때 엉덩이를 낮추고 펴면서 팔과 등을 사용함으로써 더욱 효율적이고 폭발적인 움직임을 만들 수 있었다.

또한 호흡을 사용하는 법에 대해 더 잘 알게 되었다. 나는 몸을 사용할 때 전통적인 스킵 호흡skip breathing보다 '방패 뒤에서 호흡하기'[1]를 더 많이 사용하게 되었다. 이제 저산소증hypoxic 상태로 산소가 부족한 상황은 더욱 드물게 되었고 상대방의 자세와 동작이 더욱 선명하게 보인다.

9파운드를 감량하였고, 지방 위주로 빠진 것처럼 보인다. 동시에 설탕 섭취를 하지 않았기 때문에, 이는 복합적인 요인에서 나온 것으로 보인다. 내 팔은 확실히 커졌다.

전반적으로, 나는 033C 프로그램이 즐겁고 명상적이라는 것을 알았다. 나는 몰입 상태로 들어갈 수 있었고 영원히 계속할 수 있을 것 같은 느낌이 들었다. 몇 년 동안 케틀벨을 만지지 않은 후, 나는 이 훈련을 제대로 다시 해야겠다는 것을 느꼈다.

좀 더 큰 케틀벨을 마련해야겠다!

Q&D는 남성들과 마찬가지로 여성들에게도 모든 요소들이 적용된다.

당신은 사자 무리에서 대부분의 사냥은 암사자들이 한다는 것을 알고 있는가?

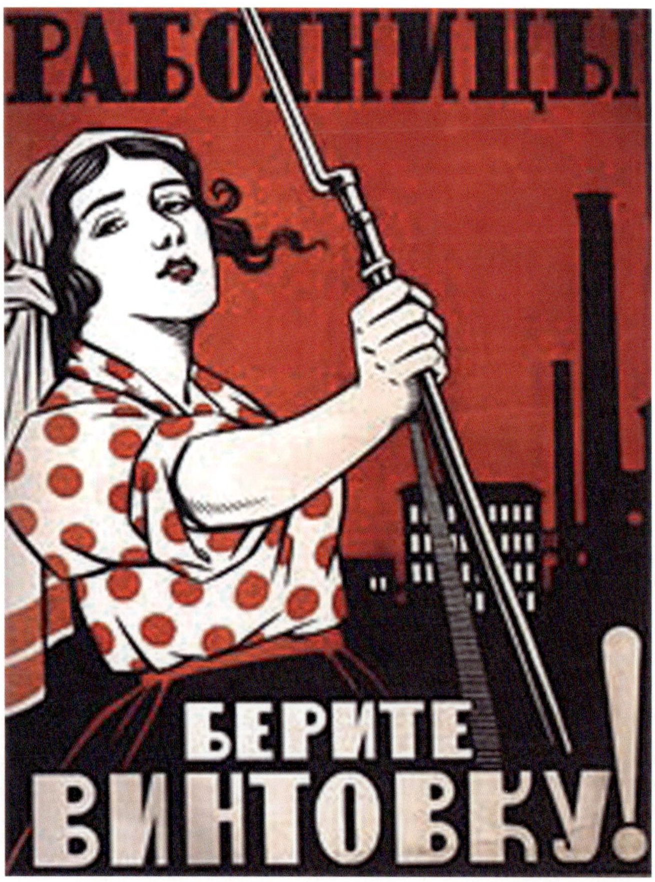

나는 강한 여성이 있는 문화 출신이다. 그들은 제2차 세계대전에서 남자들과 함께 싸우며 저격수들과 조종사로서 역사를 만들었다. 나의 이모할머니께서는 높은 훈장을 받은 베테랑이었다. 나치가 침략했을 때 그녀는 의대 3학년이었다. 그녀는 세계대전 동안 4년을 간호사로서 최전선에서 복무하였다. 전쟁이 끝나고 집으로 돌아와 남은 교육을 마치고 민간 항공 의사가 되었다. 당시 소련에서는 의사 대다수가 여성이었다.

조금 가볍게 보자면 다음과 같은 이야기가 있다. 한 러시아인 부인이 남편에게 물었다. "나를 사랑하나요?" 남편이 대답했다. "당신을 사랑할 뿐만 아니라, 존경하면서도 조금은 두려워요."

[1] '방패 뒤에서 호흡하기'는 『케틀벨 심플 앤 시니스터』에서 배울 수 있다.

StrongFirst에서 우리는 여성 동지들을 남성들과 전혀 다르게 대하지 않는다(문을 먼저 열어주는 것을 제외하곤). 우리는 "여성들은 길고, 얇은 근육을 가졌다" 또는 "몸매를 위해 어떤 부위를 고려해야 한다"라는 식의 말도 안 되는 말로 그들을 무시하지 않는다. 그래서 이탈리아 선수 일라리아 스코프체Ilaria Scopece(SFG/SFB)가 중요한 대회를 준비하면서 파비오 조닌에게 훈련 조언을 구하러 찾아왔을 때, 이 마스터 SFG는 그녀에게 이제는 Q&D라고 불리는 033 플랜을 제공하였다.

일라리아의 체중은 48kg으로 비스트 사이즈 케틀벨과 같지만, 유럽에서 라이트 플라이급 프로 권투 선수 중 랭킹 1위인 스코프체가 더 위험하다.

일라리아는 원암 하드스타일 케틀벨 스윙 30초 테스트에서 20kg으로 15회를 기록하고, 단 몇 달 뒤 21회로 기록을 갱신하였다. 무려 40%나 기록을 향상시킨 것도 대단하지만 놀라운 것은 이 파이터가 이때 24kg, 즉 사용하는 중량도 20%나 늘렸다는 것이다.

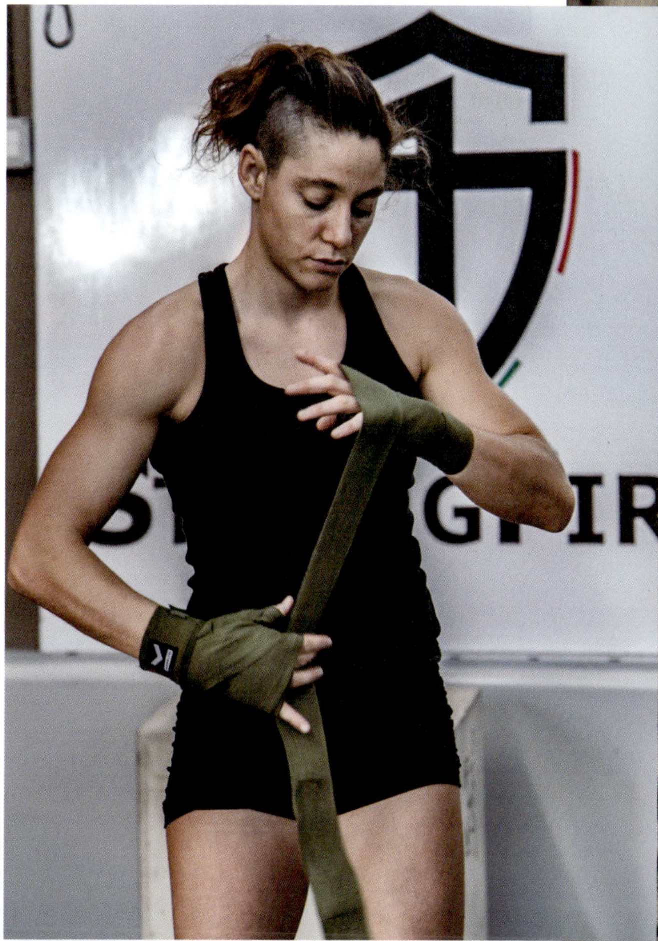

일라리아 스코프체.
유럽 라이트 플라이급 프로 복서 랭킹 1위이자
StrongFirst 인증 지도자이다.

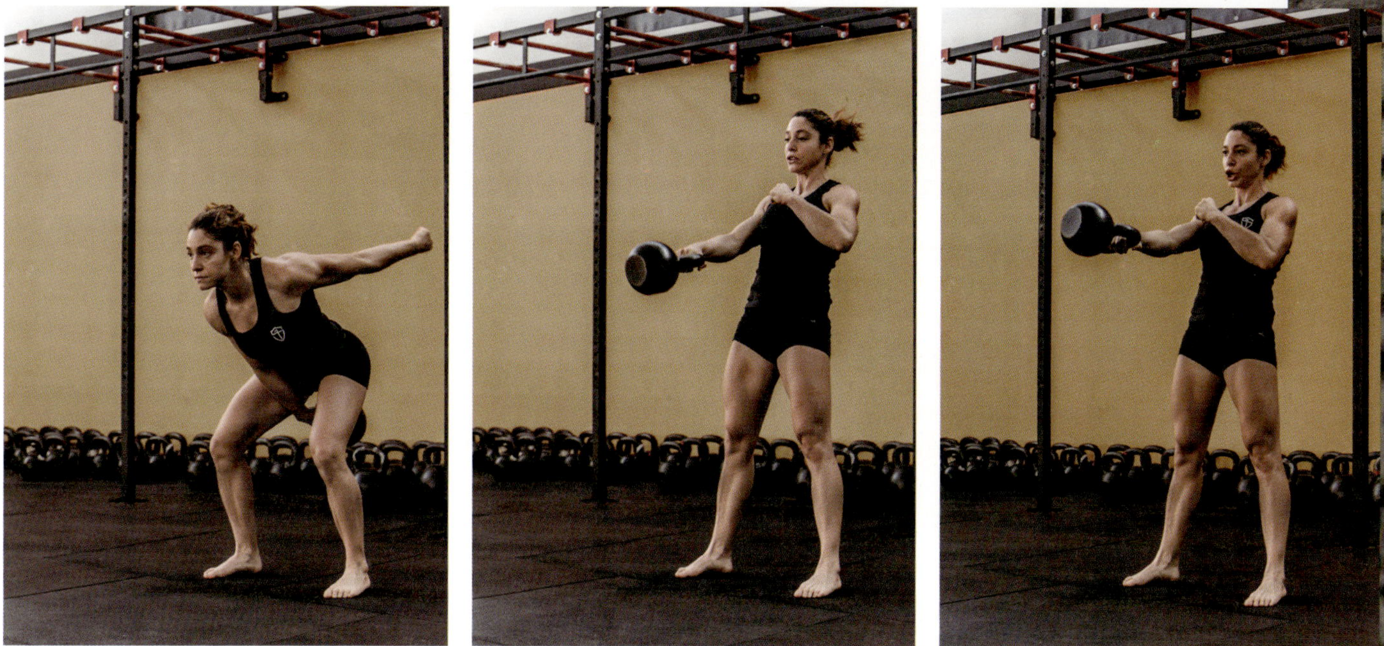

일라리아의 퍼포먼스는 200파운드 체중의 남성이 30초 만에 48kg짜리 비스트 케틀벨로 21회의 깔끔하고 완벽한 원암 스윙을 하는 것과 동일한 것이다.

사전 테스트에서 그녀는 30초 동안 총 300파운드의 중량을 다뤘고, 훈련 후 테스트에서는 500파운드 이상을 다루게 되었다. 그녀는 200파운드 체중의 남성이 비스트 중량 케틀벨로 30초에 21회의 깔끔하고 완벽한 원암 스윙을 한 것과 같은 능력을 보였다.

하지만 복싱 경기와 달리 케틀벨은 그녀에게 반격하지 않는다. 복싱 링 위에서 필요한 것은 스윙과 푸시업 횟수보다 (복싱에 필요한) 퍼포먼스이다. 그녀의 복싱 코치는 그녀에게 그녀보다 15% 더 무거운 두 명의 파트너와 번갈아가면서 10라운드 스파링을 하는 테스트를 시킨다.

"나의 파트너들과 스파링을 하면서, 더욱 빨라지고 폭발력이 향상되었다는 것을 실감할 수 있었다. 그리고 내가 경기 내내 이를 유지할 수 있다는 것을 깨닫게 되었다. … 내 몸 가득히 연료가 가득 차 있는 것이다."

다음 경기에서 일라리아는 1라운드 37초 만에 동유럽에서 온 상대 선수를 쓰러뜨렸다.

우리는 이와 같은 놀라운 이야기들을 많이 가지고 있다.

하지만 Q&D는 모든 사람을 위한 훈련법은 아니다.

Q&D는 초보자를 위한 것이 아니다. 우리가 다양한 실험적인 계획을 테스트하였을 때, 모든 사람들이 Q&D로 향상되긴 하였지만, 특히나 놀라웠던 점은 숙련된 선수들이 가장 돋보이는 성장을 하였다는 것이다. 상대적이고 절대적인 기준 모두에서 격투가들, 특전사들, 프로야구 선수들, 모토크로스 라이더들, 그리고 비스트 케틀벨을 수차례 프레스할 수 있던 사람들이 '케틀벨 심플 앤 시니스터(S&S)' 프로그램의 심플 과정에 있던 사람들보다 더 뛰어난 향상을 보였다.

이는 쉽게 이해가 되지 않는 결과지만, 우리는 이러한 역설에 몇 가지 이유가 있는 것으로 결론지었다.

첫째, Q&D 훈련에는 스트렝스 토대가 필요하다. 강철 같은, 또는 높은 텐션을 요구하는 바위처럼 단단한 몸통 없이는 자신이 가진 최대 스트렝스를 발휘할 방법이 없다. 이에 대해 프레드 해트필드Fred Hatfield 박사는 "카누에서는 대포를 쏠 수 없다"고 언급하였다.

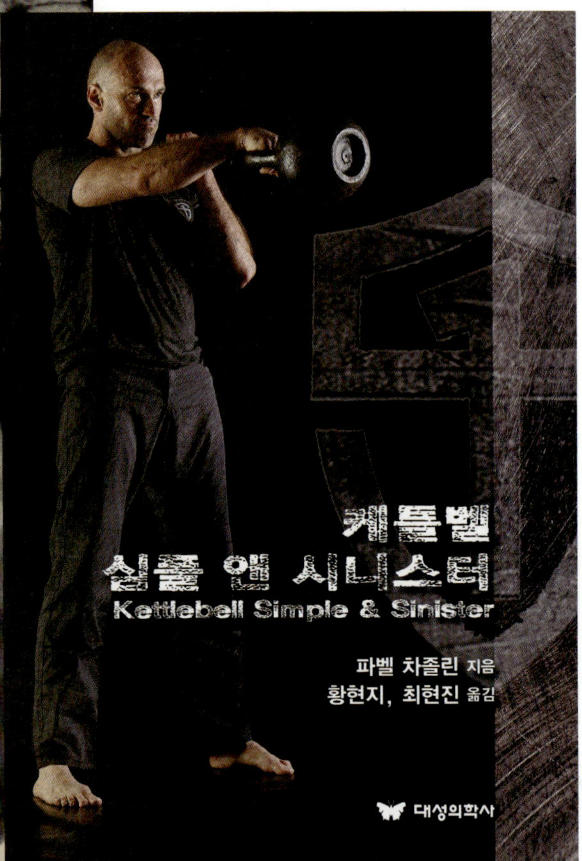

둘째, 파워는 학습이 필요한 기술이다. 낮은 수준의 선수들은 힘을 발휘하려면 근육 펌핑을 통한 인위적인 저항력이 필요한 것 같다. 이들은 적절한 중량에 대해 그냥 폭발적인 힘을 낼 수 없다. 그 결과, 이 상대적인 초심자들은 상황에 필요한 신진대사적 상황을 만드는 데 필요한 강도를 만들어낼 수 없고, Q&D 프로토콜이 터무니없이 쉽게 느껴진다고 하며, 그저 부분적인 적응 상태adaptation만을 획득할 뿐이다. 파워 산성도 연속체power-to-acid continuum에서 Q&D와 HIIT의 중간쯤에 있는 S&S는 이러한 선수를 위한 완벽한 프로그램이다.

마지막은 성향의 문제다. 어떤 사람은 '고양이과'인 반면, 대부분의 사람들은 '개과' 또는 '끈질긴 사냥꾼'인 성향을 가지고 있다. 고독한 고양이는 짧고 폭발적인 폭발력을 가지고 있다. 끈기가 있는 사냥꾼들은 지구력으로 승부한다. 개과인 사람들은 위의 두 성향 사이에 있다.

당신 만약 '타고난 고양이과' 성향의 사람이 아니더라도, 최소한 두 번째 성향으로 고양이과처럼 훈련함으로써 많은 것을 얻을 수 있을 것이다. 우리는 높은 수준의 선수들이 지구력 훈련에 Q&D를 추가함으로써 훌륭한 결과를 얻는 것을 보아왔다.

Q&D는 당신의 건강뿐만 아니라, 삶의 질을 향상시킬 것이다.

'메트콘Metcons, Metabolic conditioning'은 산, 프리라디칼free radicals 및 독성 암모니아로 시스템을 황폐하게 만든다. 만성피로증후군과 유사한 방식으로 근육의 에너지 풀을 고갈시키고 신체를 아프고, 피곤하며, 부상을 입기 쉽게 만든다. 이는 당신을 정신적으로 태우고 호르몬 작용으로 황폐하게 만들며 지옥에 있는 것처럼 느끼게 한다. 당신은 '몸매'를 얻기 위해 이러한 손해를 감수할 의향이 있는가?

그리고 만약 당신이 위급한 상황에서 일하는 응급구조요원이라면 이러한 몸을 가지고 구조가 필요한 시민들을 구할 수 있겠는가?

패스트 퍼스트Fast First

당신이 원하는 것은 무엇이든 될 수 있다. 전사, 운동선수, 인생이 당신에게 던지는 모든 것을 처리할 준비가 된 강한 남성 또는 여성. 하지만 당신은 먼저 강해야strong first 한다.

일단 강해지면, 심지어 어느 정도 강해지면 당신의 초점을 파워power로 옮기는 것을 고려하라.

$$P = F \times v$$

파워는 힘force에 속도velocity를 곱한 것과 같다. 파워는 스트렝스와 스피드의 정확한 배합이 필요하다.

왜 파워를 훈련해야 하는가?

첫째, 파워 그 자체를 위해서다. 파워풀한 상태는 굉장히 멋지다.

둘째, 파워와 함께 제공되는 인상적인 '왓 더 헬 효과들WTHEs'이다.

과학과 경험에 의해 입증된 바와 같이, 숙련된 미니멀리스트는 파워 중심 훈련을 통해 모든 주요 피트니스 구성요소를 크게 향상시킬 것이다. 그리고 현명하고 뛰어난 선수는 모든 스포츠에서 퍼포먼스를 높이는 동시에 총 훈련량을 줄인다.

여러 스포츠 종목에서 높은 수준의 소련 선수들이 다양한 신체능력을 테스트받았다. 예상대로, 자신의 전문 분야를 벗어난 특성이 가장 심각하게 뒤처졌다. 역도 선수와 체조 선수는 지구력이 없었고 지구력 선수들은 스트렝스가 없었다. 단거리 선수들은 다방면에 걸쳐 눈에 띄는 이상적인 능력을 보였다. 그들의 스트렝스는 스트렝스 종목 선수들에 가까웠고 또한 상당한 지구력을 보였다.

다른 능력(스피드, 파워, 스트렝스, 지구력)에 초점을 둬 훈련을 하는 것이 다른 능력들에 어떤 영향을 미치는지를 비교한 유명한 생화학자인 니콜라이 야코블레프Nikolay Yakovlev 교수는 다음과 같은 결론을 내렸다.

> 가장 다목적을 발휘하는 부하load는 스피드와 파워이다. 이 요소는 스피드뿐만 아니라 스트렝스와 지구력의 기초가 되는 생화학적 변화를 촉발한다. … 스트렝스 부하는 스트렝스뿐만 아니라 어느 정도 스피드 발달을 위한 생화학적 전제 조건을 생성한다. … 일정한 상태의 부하를 지속하여 적용하는 것은 오로지 연장한 작업을 위한 지구력만을 발달시킬 뿐이다.

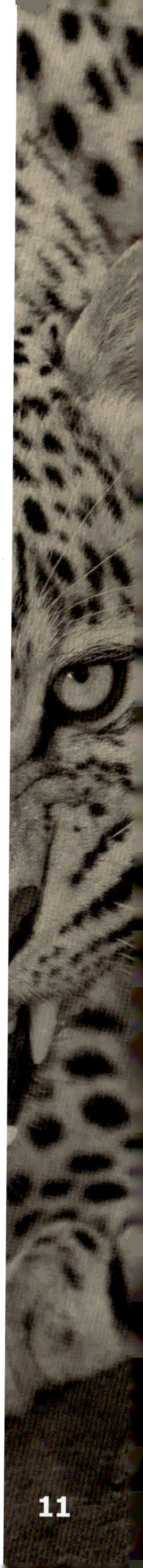

야코블레프는 이렇게 다양한 유형의 훈련이 근육에 미치는 영향을 비교하는 흥미로운 데이터를 수집하였다. 순수한 파워 트레이닝이 전반적인 피트니스를 위해 무엇을 할 수 있는지 밝혀낸 것이다. 이 훌륭한 교수가 도출한 수치들을 살펴보라.

근비대			
운동 성격			
지구력	스프린트	파워	스트렝스
훈련하지 않는 상태에서의 미오신 향상 %			
0	18	60	59

미오신Myosin은 수축성 단백질로, 근육 세포의 '피스톤'으로 움직임과 힘을 생성한다. 위의 숫자는 퀵 리프트가 '그라인드' 효과뿐만 아니라 근육을 만들 수 있음을 나타낸다. 그리고 퀵 리프트는 훨씬 더 가벼운 무게로 이를 해낸다. 즉 최대 파워는 최대 스트렝스[2]의 1/3~1/2로 표현되며, 일반적으로는 이보다 약간 더 무거운 저항으로 훈련된다. 이러한 가벼운 무게가 빠른 근섬유를 자극한다는 사실에 놀라지 마라. 움직임이 빠를수록 이 근섬유를 동원하는 데는 더 적은 힘이 필요하다.

근비대에 관해서는 테스토스테론을 무시할 수 없다. 비록 우리가 신체 구성에 대한 다른 호르몬의 영향에 대해 대중적인 피트니스 출판물보다 더 많은 것을 알고 있지 않으며, 내분비계에 대한 다양한 유형의 운동 영향에 대해서도 그리 잘 알고 있진 않지만, 특정한 방법으로 테스토스테론을 높여 근육을 만드는 데 도움을 주는 접근은 잘 정립되어 있다. 많은 연구들에 따르면 파워 운동의 효과로 테스토스테론이 증가하는 것으로 나타났다. 예를 들어 10회의 가벼운 점프 스쿼트 5세트 후 테스토스테론의 증가률은 15% 이상이다. 과학자들은 일반적으로 "높은 파워 저항 운동High power resistance exercise 프로토콜은… 테스토스테론의 급격한 증가를 일으킨다. … 이는 높은 파워 저항 운동을 일상적으로 사용하는 운동선수에게서 관찰되는 근비대를 부분적으로 설명할 수 있다"라는 말에 동의한다.

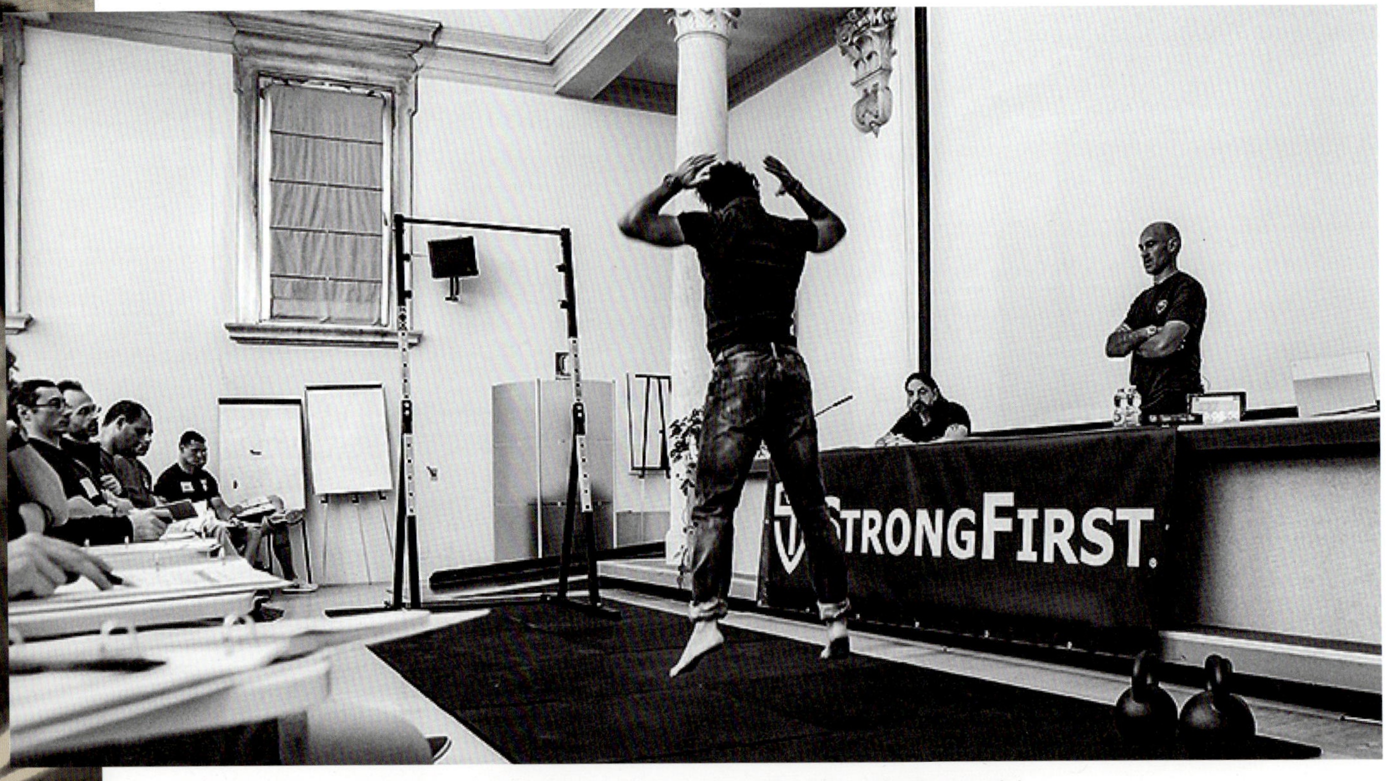

한 참가자가 Strong Endurance™ 세미나에서 점프 스쿼트를 하고 있다.

파워 트레이닝은 또한 젊음을 유지하는 열쇠이다. 테스토스테론은 그 그림의 일부일 뿐이다.

나이가 들어감에 따라 스피드가 먼저, 스트렝스가 다음, 그리고 마지막으로 지구력이 떨어진다. 야코블레프 교수는 70대에서 100m 전력질주를 할 수 있는 사람은 결코 찾기 힘들지만, 15~20km 정도는 부담 없이 걸을 수 있다고 지적했다. 스트렝스에 관해서는 동적 구성 요소가 먼저 감소하는 반면 (점프, 던지기, 퀵 리프트) 정적 및 느린 스트렝스는 훨씬 더 오래 지속된다.

늙어갈수록 유형 II 근섬유에서 우선적으로 손실이 일어난다. 좌식생활을 하는 80세 남성은 30세 때 가졌던 빠른 근섬유의 절반을 가지고 있다. 빙고 게임보다 더 역동적인 생활방식을 하지 않는 할머니, 할아버지들은 걱정해야 한다. "근육이 힘을 빠르게 생성하는 능력은 매우 중요하며 낙상에서도 보호 메커니즘으로 작용할 수 있다"고 블라디미르 자치오르스키Vladimir Zatsiorsky와 윌리엄 크래머William Kraemer 교수는 강조했다. 이 교수들은 이 같은 쇠락을 막을 수는 없지만, 마스터급 파워와 스트렝스 선수들의 퍼포먼스에서 목격되는 바와 같이 파워 트레이닝으로 그 속도는 줄일 수 있는 것으로 보인다고 덧붙였다.

나이가 들면 산화 과정의 강도도 감소한다. 체중 1파운드당 70세가 20세 및 30세보다 휴식할 때 산소를 40% 적게 소비하여 작업 능력work capacity이 감소한다.

야코블레프 교수는 노인들의 근육 형성과 유산소 능력을 자극하기 위해 가속성 운동을 처방하였다. 파워 트레이닝을 통해 미토콘드리아와 속근 섬유를 강화하는 것은 시계를 되돌릴 수 있는 좋은 처방이다.

이제 지구력에 대해서 살펴보자.

유산소 파워			
운동 성격			
지구력	스프린트	파워	스트렝스
훈련하지 않는 상태에서의 최대조직호흡률 향상 %			
53	45	48	20

최대조직호흡률maximal tissue respiration rate이란 호기성 발전소인 미토콘드리아가 처리할 수 있는 통행량을 말한다. 당연히 헌신적인 지구력 훈련이 첫 번째였지만 파워 훈련은 지구력 훈련에 매우 근접한 두 번째 순위를 차지했다.

파워 훈련을 통한 스태미나 증가가 '덤'으로 생긴 것이라고 생각하면 특히나 굉장한 것이다. 숨이 차거나 근육을 '태우지' 않고 만들어지는 것이기 때문이다.

스프린트는 '고강도 인터벌 트레이닝'과는 전혀 다르다. 스프린트 훈련은 무력한 휴식 시간이 있는 매우 짧은 돌진 운동이다. 전설적인 캐나다 스프린트 코치 찰리 프랜시스Charlie Francis는 선수들에게 첫 8초 미만 스프린트 후 15분 휴식을 취하도록 했고 그 다음부터는 15분에서 점점 휴식 시간을 늘렸다. 파워 트레이닝은 '메트콘' 훈련이 아니라 최소한 2~5분 범위의 넉넉한 휴식을 취하는 저반복 세트 훈련이다.

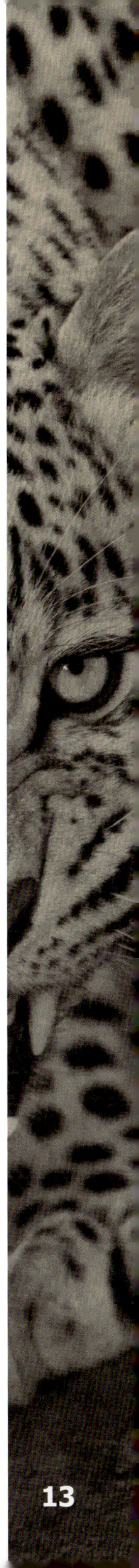

[2] '최대 스트렝스Maximal Strength'가 항상 '1RM'과 동의어는 아니다. 벤치 프레스에서는 사실일 수 있지만 스쿼트에서는 그렇지 않다. 시스템 질량system mass을 고려하라. 즉 자신의 신체를 포함하여 들어 올리는 모든 것을 생각해야 한다. 케틀벨 스윙이나 스프린트 가속과 같은 많은 운동에서 최대 근력은 전혀 측정할 수 없다.

요약하자면, 피로 유발 트레이닝의 반대편에 있는 것이 파워 트레이닝이기 때문에 후자가 만들어내는 지구력 적응 효과endurance adaptation는 순수하게 WTHE라고 할 수 있다. 더욱이 이 파워 훈련 세트를 특별한 방식으로 배열하면 미토콘드리아 적응을 극대화할 수 있다. 이 내용은 책의 뒷부분에서 다룰 것인데 이는 컨디셔닝을 위한 전환점이 될 것이다.

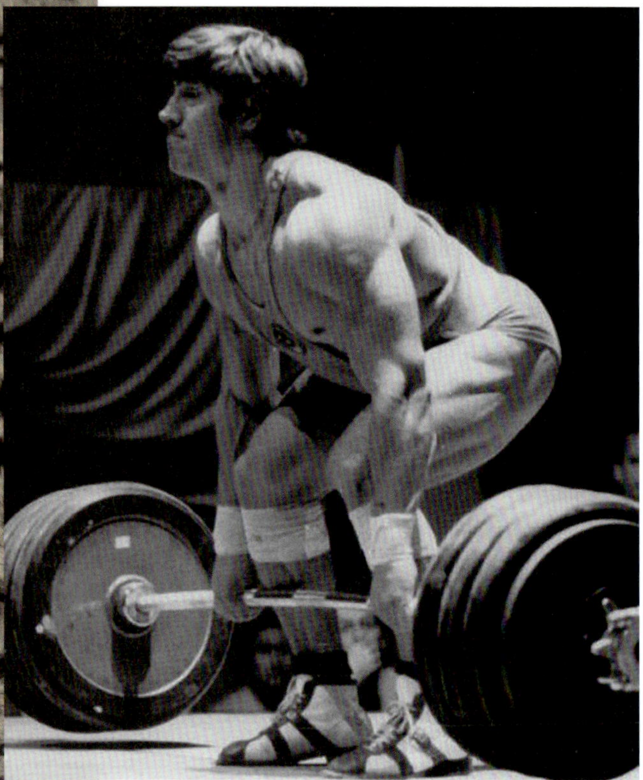

데이비드 리거트의 '드라이 파이팅 웨이트'

지방 손실 관점에서 과학자들은 스피드 훈련이 지방이 아닌 탄수화물의 호기성 산화aerobic oxidation를 개선한다고 결론지었다. 그럼에도 불구하고 블라디미르 플라토노프Vladimir Platonov 교수에 따르면, "높은 스피드로 훈련할 때 낮은 스피드 훈련에 비해 지방 조직이 더 많이 감소한다." 인슐린 감수성 향상에 대해서도 이야기를 풀어낼 수 있지만, 이는 너무나 지루하기 때문에 여기서 논의하진 않을 것이다.

StrongFirst에서 우리는 결코 지방감량에 초점을 맞추지 않지만, 스트렝스와 파워를 추구하는 부가작용으로 지방감량이라는 부수익을 얻는다. 전 마스터 SFG이자 뛰어난 올림픽 역도 선수인 제프 뉴퍼트Geoff Neupert는 불명예스러운 유산소 운동 없이도 지방 없는 몸을 가진 역도 선수들이 많다는 점을 지적한다. 실제로 소련 국가대표팀에서 헤비급을 제외한 모든 사람의 체지방률이 6~7%였다. 역대 최고의 역도 선수 중 한 명인 데이비드 리거트David Rigert는 체중 200~220파운드에서 4% 체지방인 몸을 가졌다. 그는 그것을 '드라이 파이팅 웨이트'라고 불렀다.

물론 깨끗하게 먹는 것이 도움이 되었다. 다음은 리거트의 전형적인 아침식사이다. 날계란 2개, 사이드 디시가 없는 스테이크 2개, 사워크림 약 0.5파운드, 커피 한 잔, 미네랄워터.

산, 빠른 움직임의 적

200여 년 전 스웨덴 과학자 욘스 베르젤리우스Jöns Berzelius는 방금 사냥된 지친 숫사슴의 근육에서 젖산을 발견했다.

산acid은 긴장과 이완 모두의 적이며, 우리를 그 어느 상태도 아닌 곳으로 이끌어 시체 같은 상태로 만든다. 산은 근육에 대한 뇌의 명령을 방해하고, 신체의 세 가지 에너지 체계 모두를 억제하며, 여러 면에서 수축과 이완을 방해한다. 즉 스트렝스와 스피드 모두에 해를 입힌다.

움직이는 스피드가 느려질수록 당신은 퀵-데드 연속체quick-dead continuum(빠름-정지 연속체)에서 오른쪽으로 이동하게 될 것이다.

극진 가라테 챔피언이자 훌륭한 코치인 막스 데딕Max Dedik은 격투가들에게 다음과 같이 말했다. “나는 종종 50회나 100회의 버피를 한두 세트 하라는 식의 운동 처방을 보곤 하는데, 관심 있다면 해보라. 하지만 당신은 분명 스피드를 잃게 될 것이다.”

데딕은 풀컨택트full contact 대회와 넌컨택트noncontact 대회에서 선수들이 보이는 스피드의 차이를 비교해보라고 한다. “포이트 파이터들은 훈련을 할 때 심각한 산증acidosis에 처하는 것을 피하려고 한다. 이는 자신들의 스피드가 느려진다는 것을 알기 때문이다. 그들에게는 스피드가 가장 중요하기 때문이다. … 이 종목 챔피언들이 보이는 스피드와 우리 종목(풀컨택트) 챔피언들의 스피드를 비교해보라. 질문 있는가?”

산성화가 되면 스피드와 스트렝스 모두 급격하게 떨어지지만, 파워가 가장 큰 타격을 받는다. 피로한 근육에서, 스피드와 스트렝스는 비슷한 비율로 감소한다. 이러한 감소는 복합적으로 작용하여 파워를 크게 떨어뜨리는데, 파워가 스피드와 스트렝스의 복합적인 작용에서 나오기 때문이다. 예를 들어 스트렝스와 스피드가 각각 20%씩 감소하면 파워는 40%까지 떨어진다!

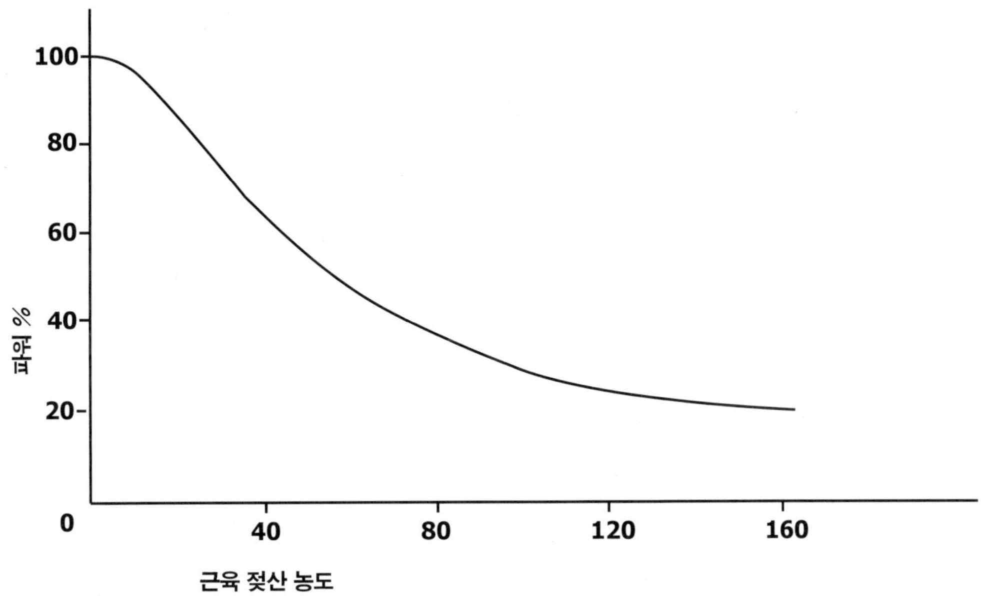

일하고 있는 근육의 젖산 농도와 파워의 상관관계

폭발적인 운동이 앞서 이야기한 표범의 사냥 시간보다 더 길거나, 휴식 시간이 너무 짧을 때 (HIIT나 메트콘 훈련처럼) 파워는 떨어진다. 저 아래로. 예를 들어 30초 동안 전력으로 자전거를 타거나 자전거 스프린트velo sprint를 하면 파워는 최대 50%까지 떨어진다.

다음 사실을 고려하라. 불과 30분 안에, 산성화는 당신의 파워를 절반으로 줄일 것이다.

더 이상 빠르고 강력하게 수축할 수 없으면 피로해진 근육은 더 긴 형태로, 그리고 약한 수축으로 보상한다. 이는 움직임 협응력을 엉망으로 만든다. 이로 인해 당신은 저녁 식사거리를 사냥할 수 없거나 심지어 저녁 식사거리가 될 수도 있다. 만약 이런 운명은 피했어도 이후에는 느림과 형편없는 자세를 익히게 되는 것이다.

항상 근육 펌핑muscle congestion이라는 끈적끈적한 진흙 속에서 밀어붙이는 것에 익숙해진 운동선수는 특정한 움직임 정형화를 발달시킨다. 이러한 선수가 주장하는 폭발적인 움직임은 메트콘 프로그램을 운영하는 체육관에서 하는 버피 같은 운동일 뿐이다. 데딕 선생은 이런 상황을 몇 번이고 목격했다. 메트콘 접근을 남용하는 격투가들은 그들의 타격에서 스피드와 날카로움을 잃는다. 빠름quick을 수련하는 대신, 멈춤dead을 수련하고 있는 것이다.

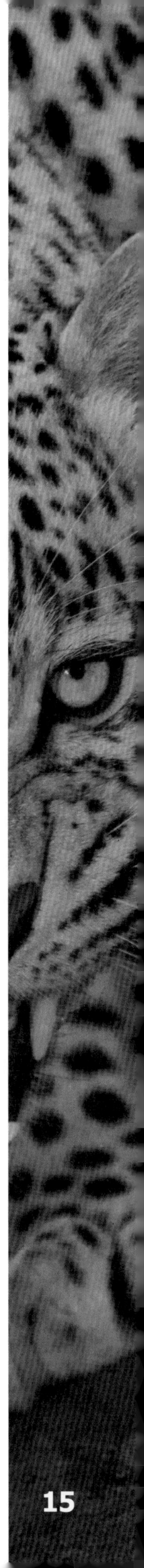

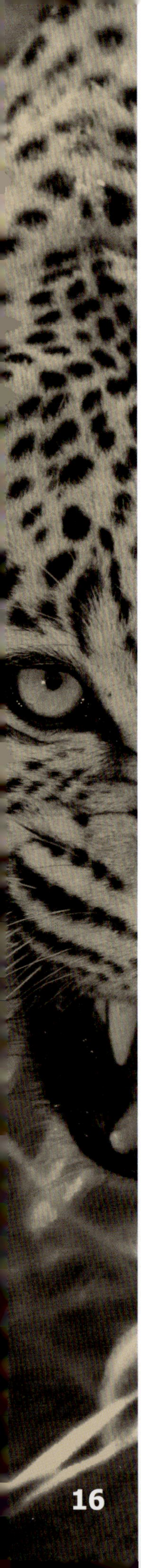

비록 오늘은 HIIT 세션에서 살아남았을 지라도 내일이나 모레에는 저녁식사거리가 될 수도 있고, 에너지가 고갈되고 근육통으로 아무것도 못하는 상태가 될 수도 있다.

올드 스쿨 철학을 지도하는 코치들은 다음과 같이 이야기한다. 젖산은 당신을 아프게 한다. 오늘 몸을 움직이지 못하게 하는 것은 원심성 수축으로 인한 미세손상의 잘못이다. 미세손상의 유해성은 의심할 여지가 없으며, 나는 젖산 역시 유죄라고 생각한다.

실험을 하라. 당신의 훈련일지를 훑어보고 당신을 매우 아프게 하는 덜 현명한 워크아웃을 찾아라. 예를 들어 당신은 가능한 많은 푸시업을 하고, 1분 동안 쉬고, 다시 푸시업을 하고, 총 3세트를 한다. 당신의 어깨와 삼두근이 며칠 동안 어떤 느낌이었는지 떠올려보라.

이제, 똑같은 자세로 푸시업을 한다. 총 횟수는 일치시키되, 세트당 5번으로 하고 하루에 걸쳐 15분에 한 세트씩만 해본다.

며칠이 지나도 통증은 없고, 젖산을 만들어 근육통이 있어야 한다며 호루라기와 스톱워치를 들고 괴롭히는 코치에게 눈을 부라리지도 않을 것이다.

산은 직접 당신의 근육을 태워 구멍을 내는 것이 아니라, 그렇게 만드는 다양한 과정을 유발한다.

당신의 근육 안에는 작은 방울인 리소좀lysosomes이 있는데, 리소좀에는 손상되거나 더 이상 필요하지 않은 성분들을 분해하고 폐기하는 효소가 포함되어 있다. 리소좀은 산성 환경에서만 작동한다. 산성도가 적당할 때, 리소좀은 그들이 해야 할 일을 하고, 심지어 근육이 자라도록 돕는다. 그러나 '근육의 손상'이 걷잡을 수 없을 때, 리소좀은 하루나 이틀 후에 느껴지는 파괴적인 난동을 일으킨다.

"우리는 (스포츠 훈련과 건강 차원에서) 세포가 발달하고 재생되며, 반면에 어떤 결함이 있는 구조물은 파괴되길 원한다"라고 빅토르 셀로우야노프Victor Selouyanov 교수는 말했다. "'게임'은 세포가 재생할 수 있게 하기 위한 약간의 산성화를 일으키지만 스스로 파괴하지는 않는다. 지나치게 활동적인 리소좀은 세포사멸을 초래할 수 있다."

비록 (이 책의 범위 밖에 있는) 몇 가지 메커니즘을 통해 근육비대를 촉진하기 위한 젖산이 일부 필요하지만 지나친 젖산은 문제를 일으킨다. 러시아인들은 여러 종류의 운동과 하중들의 동화작용과 이화작용의 효과를 평가하는 연구를 하였다. 여러 테스트 중에는 전형적인 HIIT 워크아웃이 있었는데, 벨로에르고미터veloergometer에서 3×60초 운동 2분 휴식을 취하는 형태였다. 이 운동은 모든 형태의 운동들 중에서 이화작용이 가장 현저했다. 그리고 동화작용 단계는 심지어 4일째에도 도달하지 못했다.

관점을 넓히기 위해 다른 테스트를 살펴보면, 프러그 점프를 20회씩 10세트 수행한 테스트가 있다. 여기에서도 앞의 실험 정도는 아니지만, 상당한 수준의 원심성 부하가 가해진 운동이었는데 이화작용이 매우 높게 일어났다. 동화작용 단계는 마침내 2~3일 뒤에 시작되었다. 이러한 결과는 피험자가 스피드 스케이팅 선수였다는 점을 고려하면 더욱 놀라운 일이다.

산이 조직 손상과 통증에 기여하는 또 다른 방법은 프리라디칼free radicals이나 활성산소(ROSreactive oxygen species)의 생산을 자극하는 것이다.

젖산과 마찬가지로, 적당한 양의 프리라디칼은 많은 유용한 기능을 수행한다. 하지만 과도해지면 퍼포먼스, 건강, 그리고 삶 자체를 파괴한다. 용량에 따라 독이 되는 것이다.

메트콘은 ROS 발생을 극대화하기 위해 맞춤 제작되었다. 우리 몸에서 생산되는 '모든 항산화 물질의 어머니'인 글루타티온(GSHglutathione)에 대해 들어본 적이 있을 것이다. 과학자들은 인체의 산화 스트레스를 평가하기 위해 GSH의 '사용된' 버전의 농도를 측정한다. 그들은 녹초가 되게 하는 운동을 시킨 후에 이 물질의 농도와 젖산 농도 간의 선형적 관계를 발견했다.

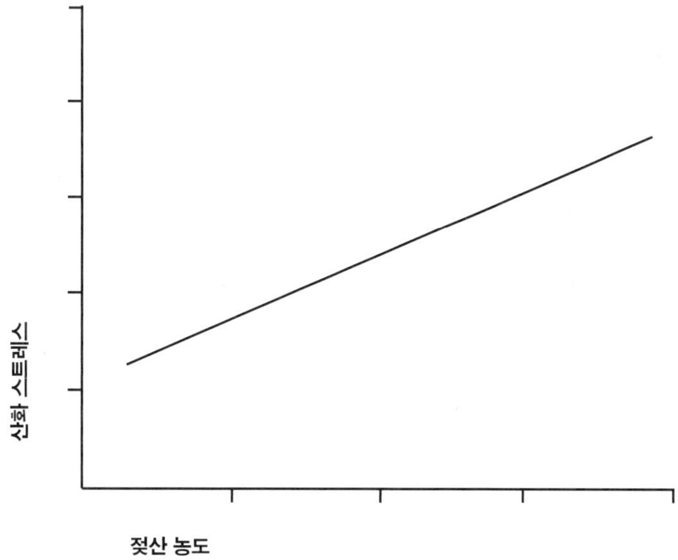

젖산 농도와 산화 스트레스 사이의 선형적 관계

선구적 연구자인 마야 프센니코바Maya Pshennikova 교수는 ROS가 다양한 근육섬유 구조의 주요 파괴 요인이라고 결론지었다. 다른 러시아 전문가들은 연부조직과 결합 조직에서 프리라디칼의 과잉 생산이 퇴행성 변화와 탄력성 상실을 유발하여 부상을 입을 수 있다고 제안했다. 몸을 산성화시키는 습관을 깨고 Q&D 프로토콜을 구현하면 연부조직의 질이 향상될 가능성이 커진다. 챔피언들의 스트렝스 & 컨디셔닝 코치인 피터 박Peter Park은 다양한 스포츠에서 활약하는 자신의 엘리트 선수들을 관리하는 치료사들에게 위와 같은 이야기를 지속적으로 듣는다고 한다. 이러한 점이 바로 시니어 SFG 지도자인 알렉세이 세나트Alexey Senart가 '나이 든 터미네이터'라고 부르는 사람들에게 Q&D가 완벽한 선택이 되는 여러 이유 중 하나이다.

메트콘 훈련, 피로 유발 훈련, 뻣뻣함, 근육통은 당신의 사냥감들에게나 줘라. 다른 날의 사냥을 위해선 몸의 상쾌한 상태를 유지하라.

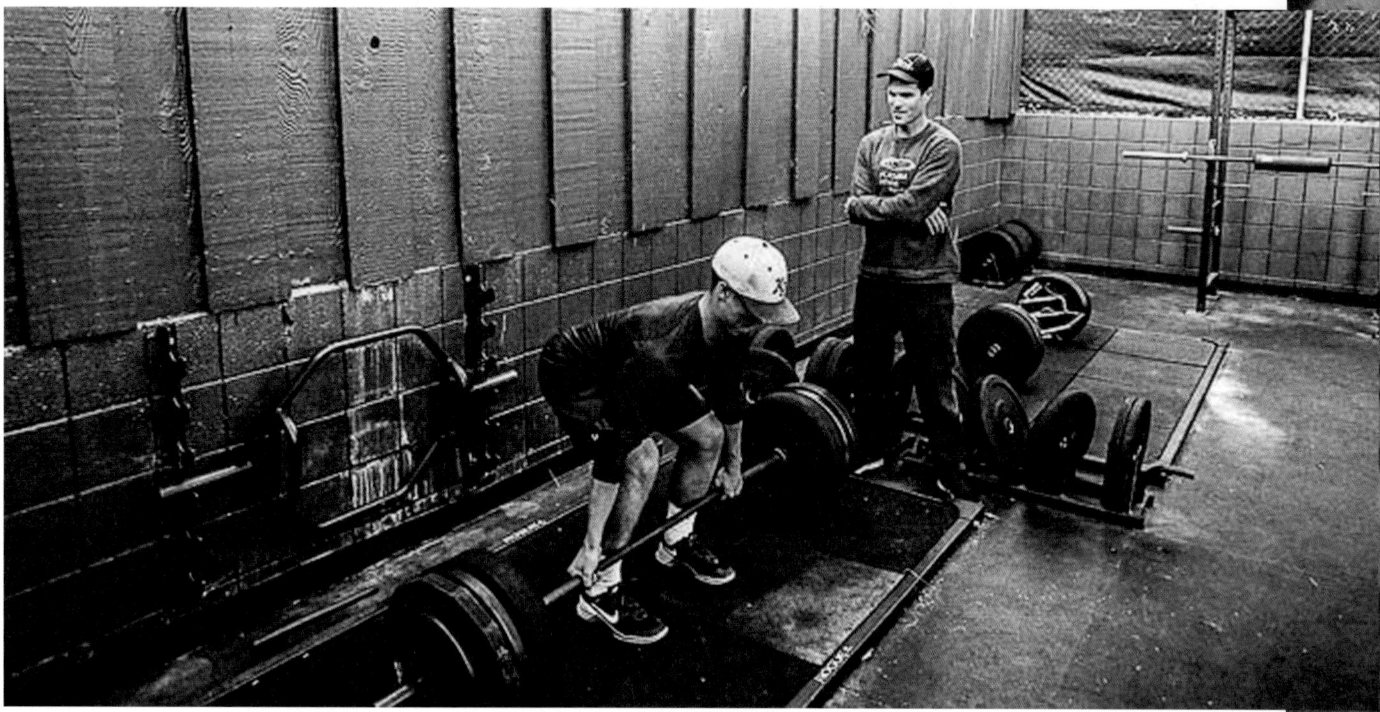

JJ 무노JJ Muno를 코치하는 피터 박

지안카를로 스탠튼Giancarlo Stanton, 랜스 암스트롱Lance Armstrong, 저스틴 버랜더Justin Verlander, 켄 록젠Ken Roczen, 다이아나 타우라시Diana Taurasi, 그리고 다른 최고 수준의 선수들의 스트렝스 & 컨디셔닝 코치인 피터 박은 다음과 같이 말했다.

> 나는 프로야구와 미식축구 선수, 모터크로스 라이더, 사이클 선수, 철인삼종경기 선수, 골퍼부터 유명 CEO, 고등학교 선수까지 전 영역의 사람들을 훈련시킨다. 나는 파벨의 퀵 앤 데드Quick and Dead를 사용해 믿을 수 없는 '왓 더 헬' 효과의 결과를 봤을 뿐만 아니라, 이 프로그램을 함께한 모든 이들이 더 에너지가 넘치고, 회복력이 높아졌으며, 체성분 구성이 좋아졌다고 말했다. 파벨은 이 책을 통해 어떤 사람이든 효과를 볼 수 있는 미니멀리스트 프로그램을 알리고 있다.

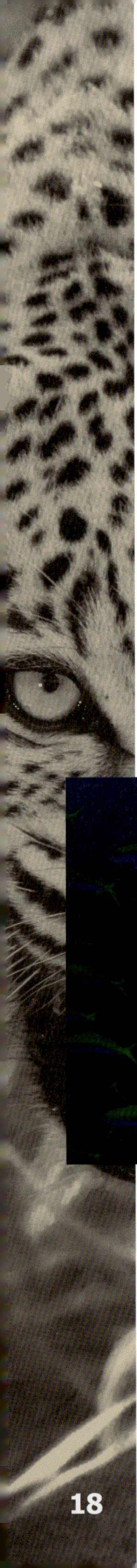

아드레날린, 사냥감의 호르몬

"… 누구도 함부로 할 수 없는 자가 가진 조용한 평온함."

소설가 피터 벤츨리Peter Benchley의 바라쿠다에 대한 묘사는 어떻게 훈련에 접근해야 하는지에 대한 좋은 교훈을 제시한다. 아무런 감정이 나타나지 않은 얼굴, 무표정한 얼굴. 흥분하지 않는 강력한 파워.

사냥감은 스트레스를 받는다. 포식자는 그렇지 않다.

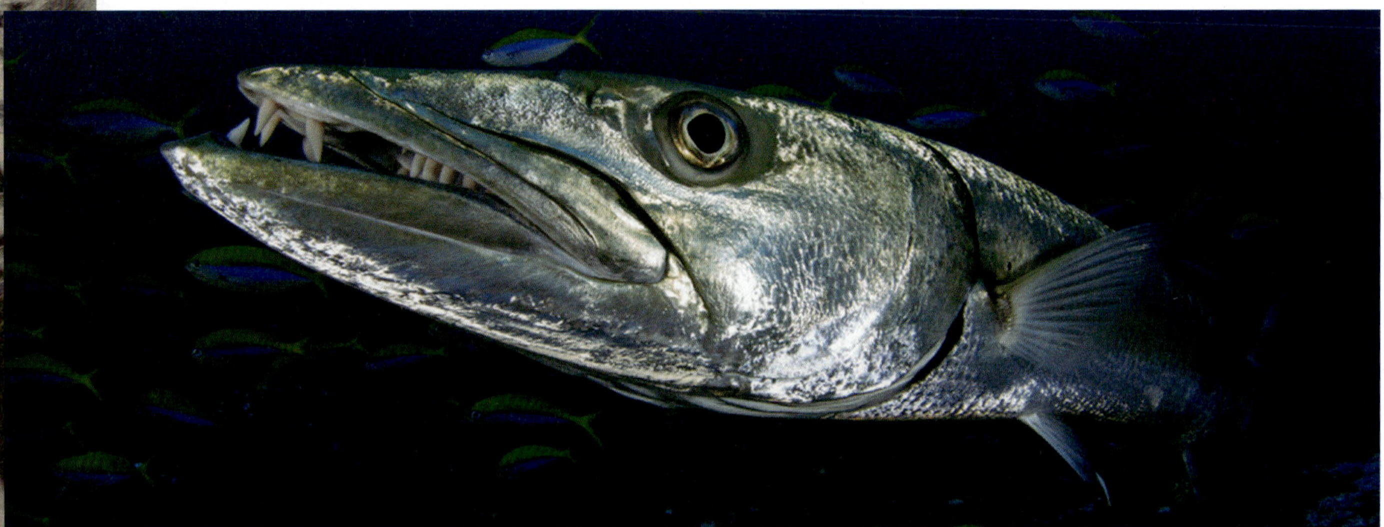

스트레스와 아드레날린은 젖산에 의해 야기된 프리라디칼 손상을 악화시킨다. '고강도 인터벌 트레이닝' 수업에 온 것을 환영한다! 매 워크아웃을 시합처럼 운동하는 아마추어적인 마인드, 그리고 종종 어떤 '에너지 드링크'를 들이키는 일은 상황을 더 나쁘게 만든다.

ROS에 의한 손상은 스트레스의 종류와 관계없이 스트레스 상황에서 심해진다. 그리고 아드레날린은 메트콘에 의해 생긴 산화적 손상의 신체적, 심리적 원인들을 연결시킨다. 이 호르몬은 앞서 말한 항산화 물질인 GSH 합성을 억제하며, 높은 아드레날린 농도는 프리라디칼에 의한 미토콘드리아 손상을 거의 두 배로 증가시킨다. 인체는 효율성을 추구한다. 만약 포식자의 점심거리가 되고 싶지 않다면, 노화를 가속시키는 이러한 상태를 걱정해야 할 것이다.

아드레날린과 노르아드레날린 모두 호르몬을 조절하지만 그 효과는 다르고 그 비율은 개인과 종에 따라 다르다. 아드레날린은 공포, 노르아드레날린은 공격성과 관련이 있는 것으로 보인다. 만약 당신이 "스파르타!"라고 외치는 것이 하드코어한 것이라고 믿는다면, 다음을 고려해보라.

다른 종간의 아드레날린-노르아드레날린 비율

토끼 50:1
닭 10:1
인간 5:1
사자 1:1

어떤 동물이 되고 싶은가?

"모든 사람은 운동을 할 때 정신적으로 날카로워야 한다"고 주장한다면, 우리와 비슷한 사회적 동물인 개코원숭이나 다른 사회적 영향을 받는 동물들 역시 토끼와 마찬가지로 높은 아드레날린-노르아드레날린 비율을 보여야 할 것이다.

하지만 월드클래스 파워리프터들은 어떨까? 그들은 스스로를 아드레날린의 광기에 빠져들게 만들까?

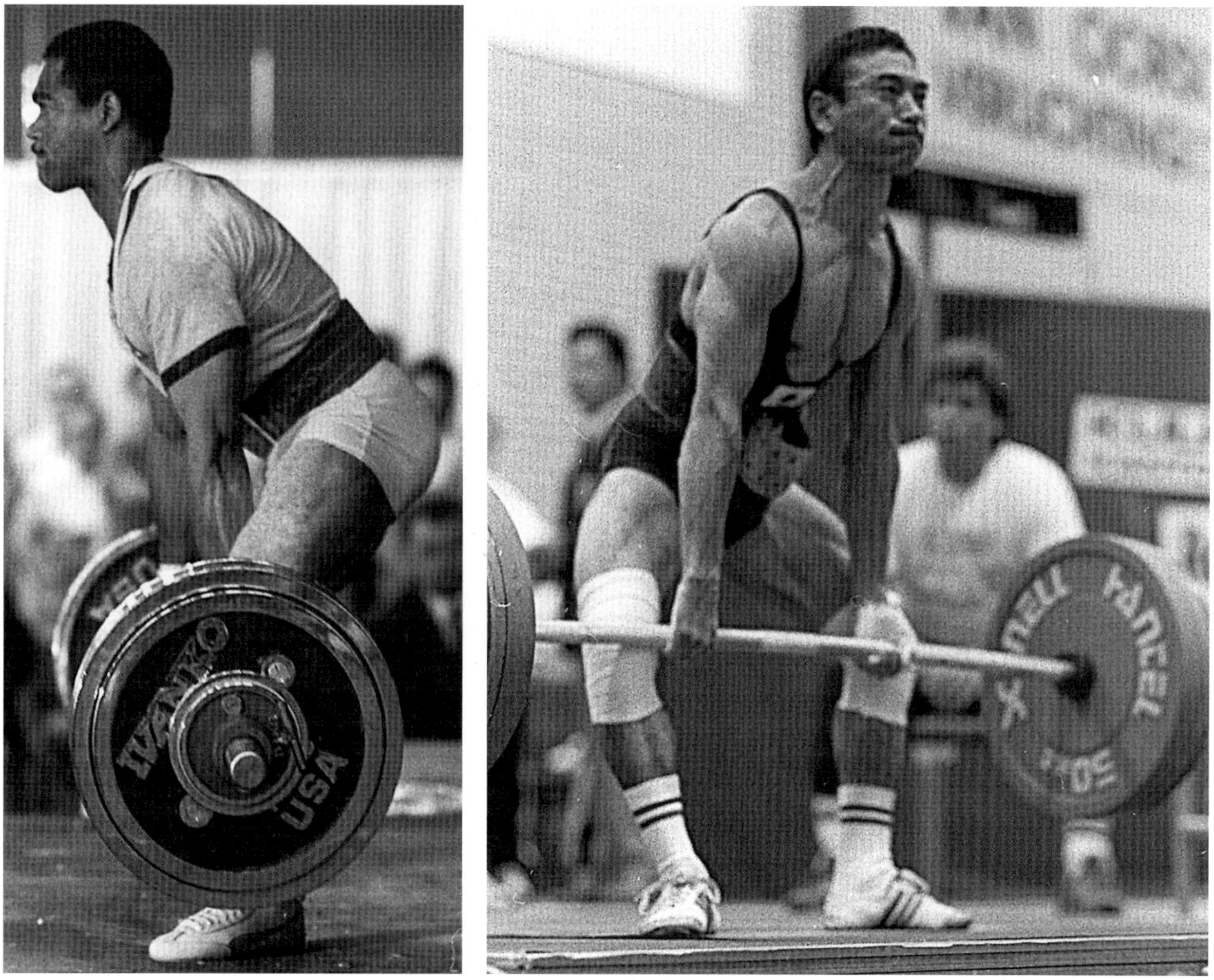

경기 플랫폼에 오른 사자들: 댄 오스틴Dan Austin과 히데아키 이나바Hideaki Inaba.
1992년에 몸무게 148파운드의 오스틴이 세운 데드리프트 세계 기록은 25년이 지난 지금도 범접할 수 없는 기록이다.

1년에 두 번, 국내 대회와 세계 대회에서는 그렇긴 하다. 그들은 토끼가 사자보다 동기부여를 더 잘하고, 대회 타이틀이나 기록의 성패가 달려 있는 상황에서는 마치 목숨을 걸고 싸우는 것처럼 행동할 가치가 있다는 것을 안다. 이 선수들은 또한 일단 경기 플랫폼에서 아드레날린 충전량을 다 써버리면, 3주 동안 좀비처럼 걸어 다닐 것임을 알고 있다. 그래서 1년의 다른 350일 동안 그들은 토끼의 호르몬을 아끼고, 훈련할 때는 사자의 상태에 머무른다. 즉 집중력을 유지하고, 과하게 흥분하지 않는다.

균형 있는 시각을 원하는 독자들이 매력을 느낄 만한 내용이 있다. 육체적, 정신적 작업 능력을 증가시키는 창조성의 향상이 노르아드레날린 분비를 동반한다. 이는 아마도 사무라이들이 전쟁과 시에 모두 능숙했던 이유를 설명해줄 것이다.

노르아드레날린은 일정한 결과가 나오는 상황에서 분비되고, 아드레날린은 불확실하고 불안한 상황에서 분비되는 것으로 보인다. 고래는 아드레날린-노르아드레날린 비율이 사자보다도 낮다. 즉 그들에게 위협적이거나 불확실한 상황이 없는 것이다. 엘리트 리프터들도 마찬가지이다. 그들은 앞으로 얼마나 리프팅을 해야 하는지 정확히 알고 있다. 의심도 없고 실패할 가능성도 없다. 에드 코안Ed Coan은 수십 년에 걸쳐 그리고 백여 개의 세계기록을 세운 놀라운 경력을 지속하는 동안, 훈련에 있어 단 한 번의 리프팅도 놓치지 않았다. 그는 항상 침착하고 흔들리지 않았다.

강력한 사람들은 긴장을 푸는 데 능숙하다. 표범의 가죽이 집고양이의 가죽만큼 부드럽다는 것을 알고 있는가?

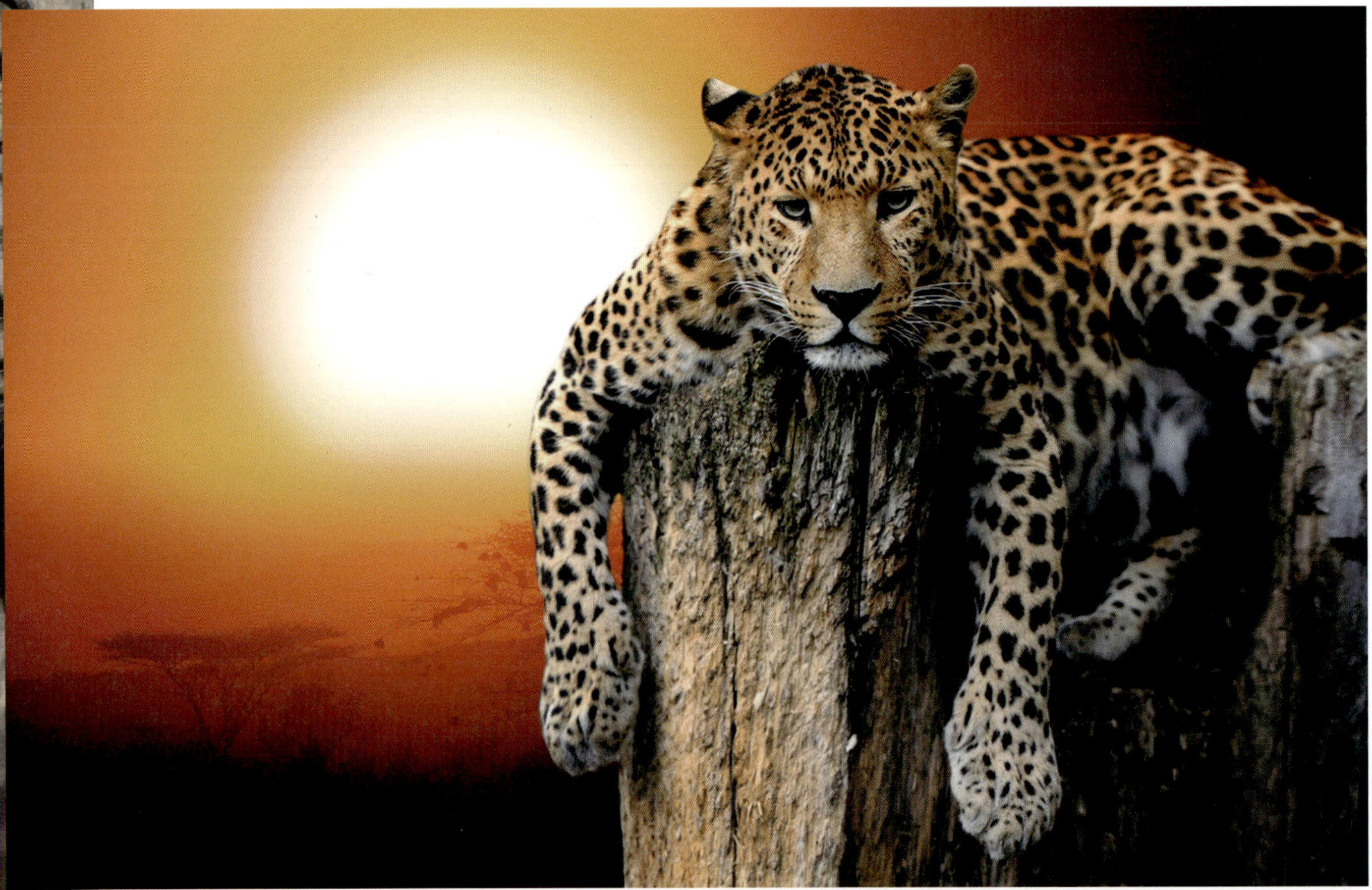

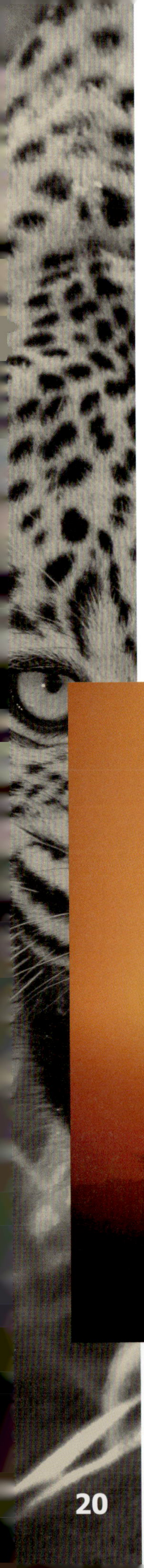

퀵 앤 데드

남미 정글에서 재규어가 흉폭한 악어를 사냥한다. 재규어는 절대적인 우월감을 보이며 위험한 이 저녁거리의 목숨을 빼앗는다. 재규어는 강으로 뛰어들어가 꿈틀거리는 악어의 목덜미를 물어 낚아챈다.

이 악어는 빠르게 공격하는 동물이지만 한방으로 승부를 하기에, 단 한 번의 실수는 연속으로 공격하는 재규어의 먹잇감으로 전락하는 곤경에 빠지게 만든다. 파충류의 약한 유산소 시스템과 그 능력에 의존하는 것은 뛰어난 유산소 시스템을 가진 온혈동물 포식자와의 싸움에서 큰 불이익을 가져온다.

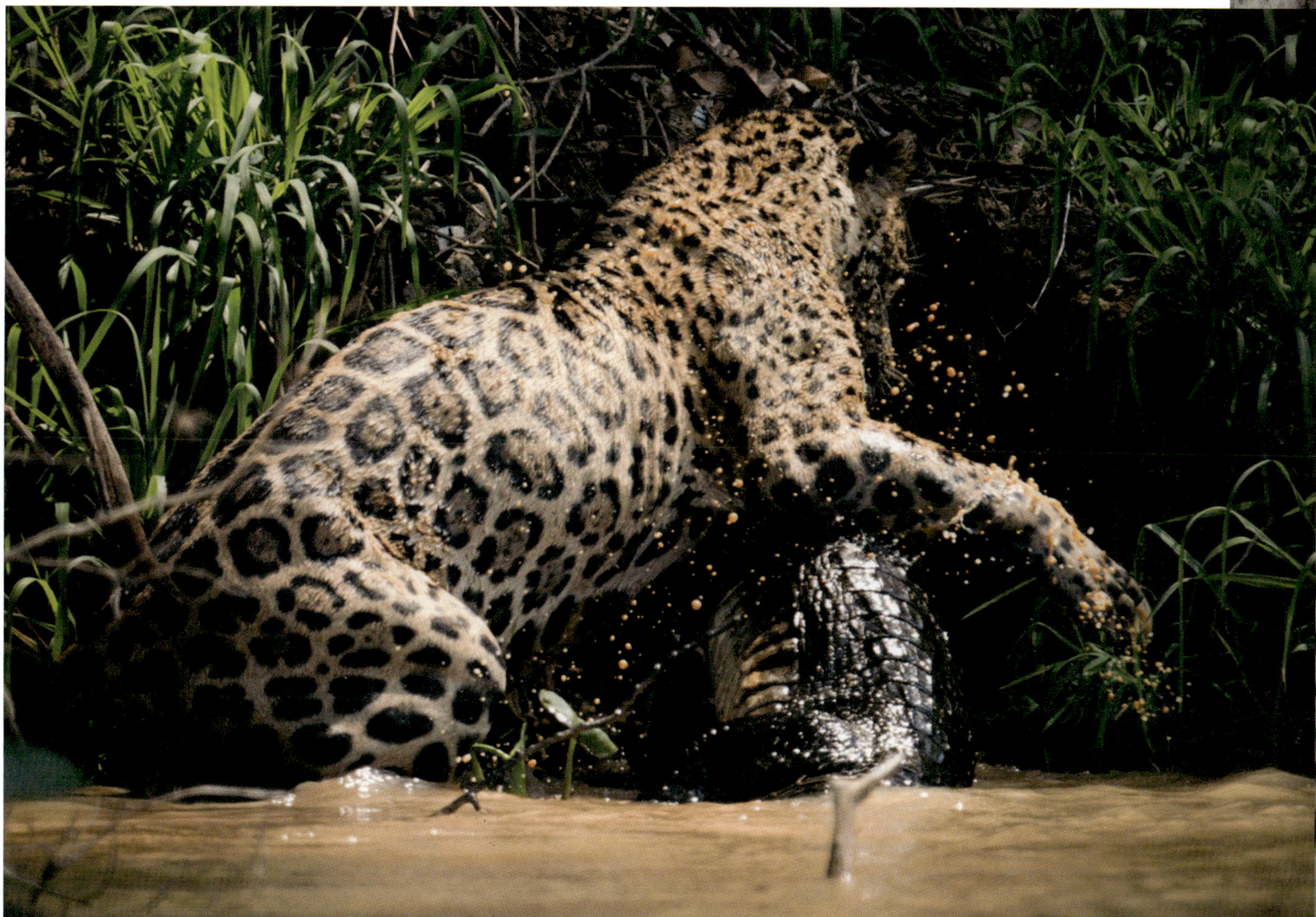

악어는 단 한 번의 폭발적인 활동으로 생성된 산을 처리하기 위해 많은 시간 동안 휴식을 취하며 공기를 마셔야 한다. 과학자들은 이 동물의 사촌인 공룡들이 악어와 비슷한 신진대사를 가지고 있어서, 훨씬 우수한 유산소 시스템을 가지고 오랜 시간 공격을 지속할 수 있는 포유류 포식자들에게 지고 말았다고 생각한다.

유산소 시스템, 세포들의 발전소인 미토콘드리아에 대해 생각하라.

이 책은 건강관리를 위한 토털 피트니스를 목적으로 한 파워 중심 가이드를 제공하기 위해 시작되지 않았다. 원래 의도는 미토콘드리아를 훈련시켜 높은 파워를 활용하기 위한 지구력 향상에 대해서만 다루는 것이었다.

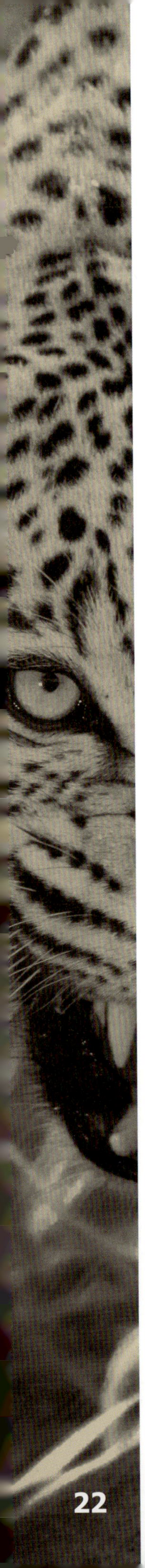

"미토콘드리아는 삶과 죽음에 결정적인 역할을 한다"는 닉 레인Nick Lane 박사의 말처럼, 한 개인의 미토콘드리아의 상태는 조정 경기나 유도 경기의 결과보다 훨씬 더 많은 것을 결정한다는 것이 밝혀졌다.

아프리카 사바나에서나 옛 미국 서부에서 '빠른 상태quick'와 '정지 상태dead'가 가지는 의미가 어떨까 하는 것은 이 책 제목 뒤에 숨겨진 의미의 표면만을 연상시킬 뿐이다.

'산 자와 죽은 자를 심판할 준비가 된 사람에게 누가 고하겠는가?Who shall give account to Him who is ready to judge the quick and the dead?' (1 베드로 4:5)

성경에서 '빨리quick'라는 단어는 무기를 빠르게 뽑는다는 것을 의미하지 않는다. '살아있다'는 뜻이다. Q&D 접근법의 목표는 단순히 높은 수준의 수행 능력을 발휘하도록 하는 것이 아니라 건강에 해를 끼치지 않는 방법을 제시하는 것으로, 바라건대 이를 크게 개선해나가는 것이다.

옛 영어에서 '빨라지게 하다quicken'는 '살아나다'를 의미했다. 태아의 자궁 내 첫 움직임을 '첫 태동감quickening'이라고 부른다. 이와 같은 맥락에서, 우리는 어머니로부터 미토콘드리아 유전자를 받는다.

건강하고 튼튼하며 풍부한 미토콘드리아는 추위, 열, (해발) 고도, 감염, 독, 방사선 등 다양한 스트레스 요인에 대한 회복력을 훨씬 높인다.

반면 미토콘드리아 기능장애는 심혈관계 및 신경퇴행성 질환, 암, 당뇨병, 비만, 노화의 원인이 될 가능성이 높다.

우리 몸에서 미토콘드리아는 프리라디칼 생성의 주요 원천이다. 당신은 (항산화 과일인) 블루베리를 얼굴이 파랗게 만들 정도로 먹을 수 있겠지만, 블루베리는 여러분을 ROS로부터 구해주지 않을 것이다. 항산화 식품과 보충제는 놀라울 정도로 효과가 없는 것으로 밝혀졌다. 당신에게 필요한 것은 더 많고, 더 크며, 더 나은 기능을 가진 미토콘드리아다. 이러한 미토콘드리아는 적은 수의 프리라디칼을 생성하고 내뿜을 뿐만 아니라, 알렉산더 안드레예프Alexander Andreyev가 말한 것처럼 (ROS의) '제거와 배출' 역할을 한다.

만약 가능한 '빠른' 상태, 즉 '살아 있는' 상태로 머물기로 계획했다면, 당신의 미토콘드리아를 올바르게 회복시키는 것이 좋다.

미토콘드리아를 손상시키는 선택에는 흡연, 음주, 과식, 쓰레기 같은 음식 섭취, 오염, 오버트레이닝 등이 일반적인 용의자가 된다.

미토콘드리아를 만드는 선택은 칼로리 제한, 간헐적 단식, 조절된 저산소 상태와 저체온 상태, 그리고 항정 상태steady-state의 유산소 훈련이다.

그리고 속근 섬유fast-twitch fibers의 미토콘드리아를 강화시키기 위해 고안되고 기술적으로 설계된 훈련인, Q&D 접근이 있다.

PART II: 생명의 잔인성

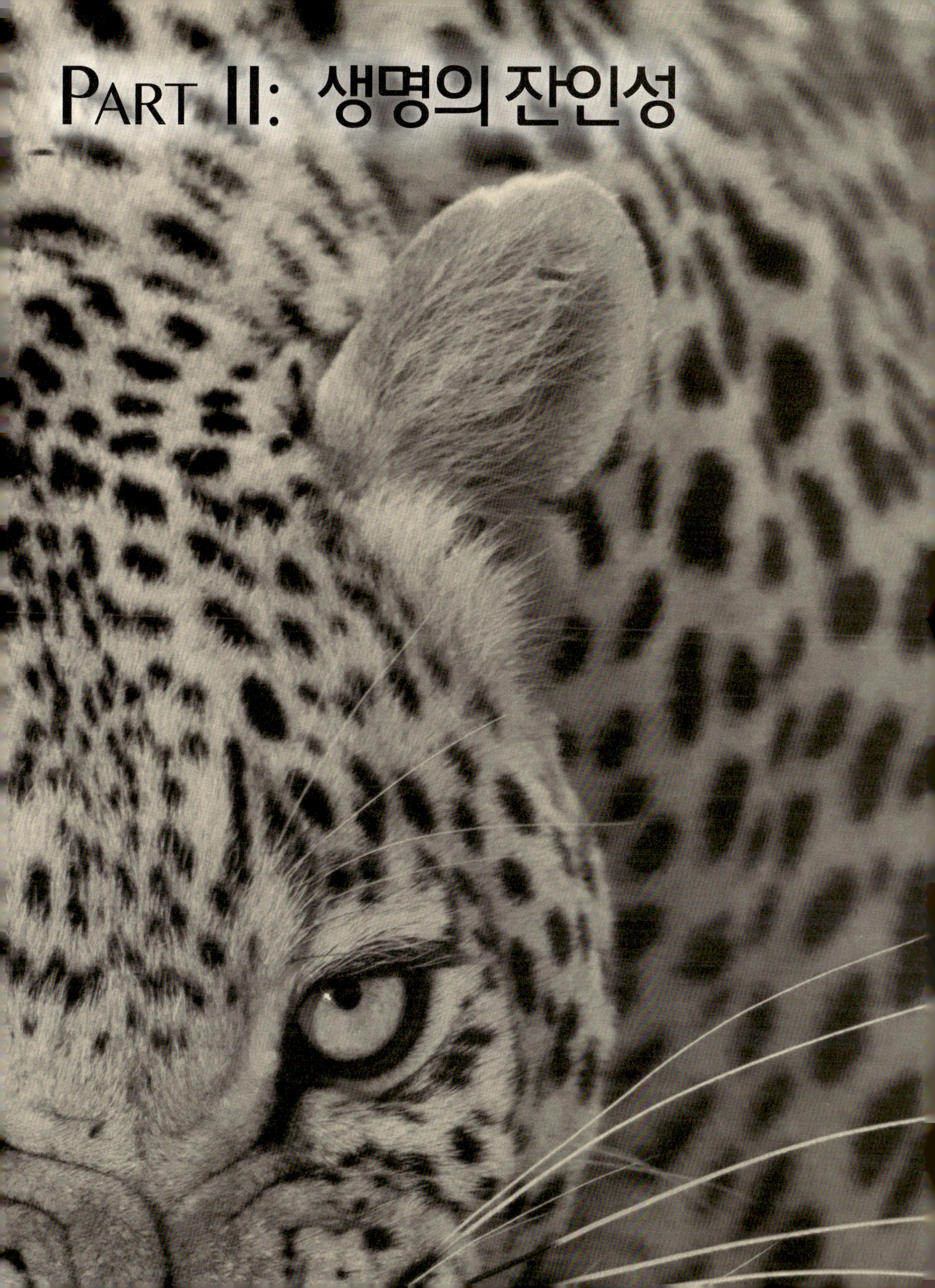

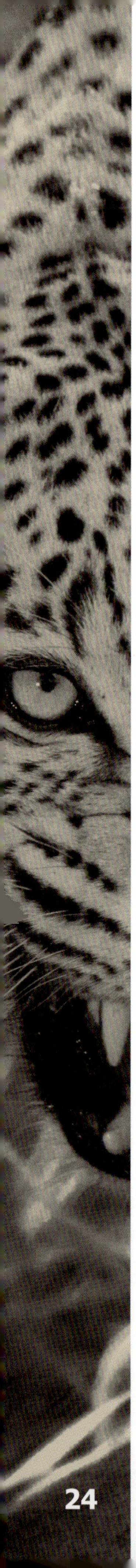

길고 험난한 길

소련 스포츠의 전성기였던 1980년대, 유리 베르코샨스키Yuri Verkhoshansky 교수에게는 혁명적인 지구력 훈련에 대한 아이디어가 있었다.

만약 운동선수가 계속 증가하는 젖산의 농도를 견디도록 하는 훈련 대신에, 젖산을 덜 생산하게 하는 훈련을 시킨다면 어떨까?

이렇게 하여 항당분해 훈련(AGTAnti-glycolytic training)이 탄생했다.

이제 더 이상 존재하지 않는 국가에서 탄생한 AGT는 유도, 크로스컨트리 스키, 조정, 사이클링, 풀컨택트 가라테 등 다양한 여러 스포츠에서 러시아 국가대표팀에 놀라운 성과를 가져다주며 21세기에 절정에 달하였다.

베르코샨스키는 다음과 같이 AGT를 요약했다. "… 훈련은 '항당분해' 방향으로 나아가야 한다. 즉 당분해 과정이 수반되는 일을 (절대치로) 가능한 최소로 낮출 수 있어야 한다."

이러한 생각에 따라 이 시스템이 전해진다.

5년여 전 StrongFirst 지도자 리더십 멤버들이 차세대 컨디셔닝 프로토콜을 개발해달라고 부탁했다. 나는 쉬울 거라고 생각하면서 이에 동의했다. 기존의 소련과 러시아 AGT 연구를 케틀벨 스윙과 StrongFirst 무기고에 있는 다른 운동들에 적용할 작정이었다. 나는 두어 달 안에 책을 쓸 수 있을 거라고 확신했다. 내가 스스로 어떤 곤경에 처할 일을 수락했는지 그 당시에는 거의 알지 못했다.

AGT의 1차 적응 대상adaptation target은 미토콘드리아이기에, 나는 운동에 대한 속근 섬유의 미토콘드리아 적응에 대해 러시아와 서양 양쪽의 문헌들을 신중히 살펴보고 검토하였다. 하지만 짜증스럽게도 양자는 분명히 대립하고 있었다.

베르코샨스키 교수는 경험주의자였다. 그는 방안에 처박혀 관찰하지 않고 현장에서 직접 실험하는 것을 선택하였다. 그의 접근법은 놀라울 만한 성공을 거두었는데, 그의 업적 중 최소한 두 가지는 스포츠업계에 큰 영향을 끼쳤다. 그것은 '플라이오메트릭'과 'AGT'이다.

그의 방법론 또한 그의 업적이 살아남을 것임을 확신할 수 있게 하였다. "그 방법은 실제에서 매우 잘 적용되네요. 그런데 이론적으로는 어떻게 설명할 수 있나요?"라는 옛 과학자의 농담이 떠오르는 대목이다.

베르코샨스키는 그의 혁신적인 방법의 생화학적인 배경에 대해선 깊게 파지 않았지만, 그의 후임자들은 그에 대해 탐구하였다. 그들은 AGT가 속근 섬유에서 유산소적 환경을 만들어냄으로써, 미토콘드리아의 크기와 수를 증가시킨다는 가설을 세웠다.

하지만 불행히도 매우 신뢰도 높은 서양의 연구에 따르면, 이는 오직 지근 섬유에서만 효과가 있다.

이 첫 번째 벽에 부딪힌 직후, 나는 두 번째 벽을 향해 돌진했다. 일부 러시아 전문가들은 높은 산성화 상태가 미토콘드리아를 파괴한다고 말했다. 반면 미국에서는 HIIT가 미토콘드리아를 만드는 용도로 사용되었다.

이러한 모순들을 조정하는 데 몇 년이 걸렸고 많은 골칫거리들을 해결해야 했다. 세부적인 내용은 설명하지 않겠지만(자세한 내용은 Strong Endurance™ 세미나에서 다룬다) 내가 내린 결론은 다음과 같다.

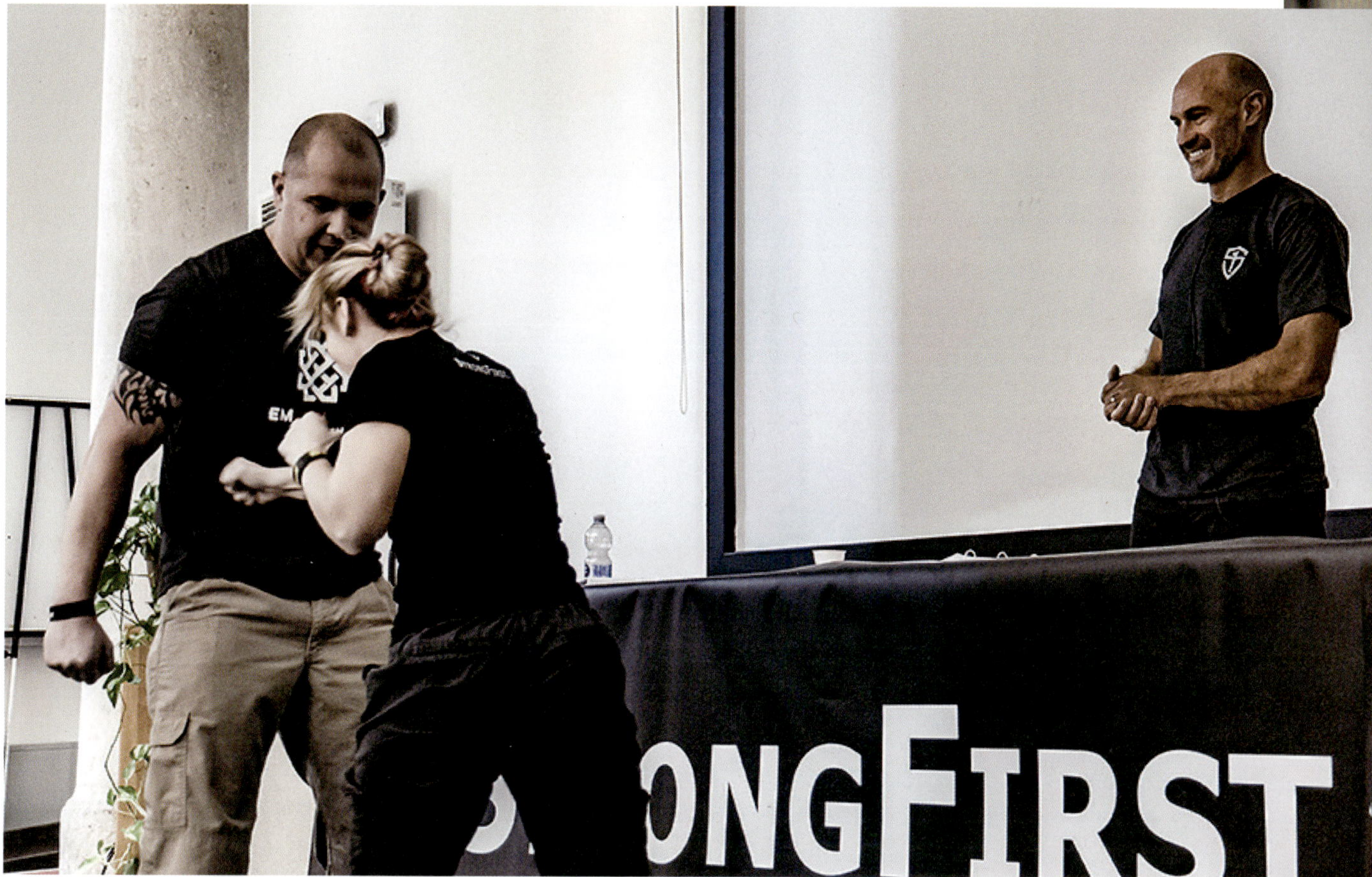

무술 챔피언인 안델리카 스테파스카Andżelika Stefańska가 Strong Endurance™ 세미나에서
동료 SFG 팀 리더인 마이크 수자Mike Sousa를 아무 주저함 없이 샌드백으로 사용하고 있다.

소련과 러시아의 AGT는 미토콘드리아의 양(크기와 수)을 다소 증가시키지만 이에 최적화되어 있지 않다. AGT는 미토콘드리아의 질을 향상시키는 데 탁월하다. 즉, 미토콘드리아를 업그레이드하여 더 무거운 통행량을 처리하고 몸속으로 스며드는 산을 무해하게 만든다.

HIIT는 미토콘드리아의 양과 질 모두를 증가시키지만, 종종 터무니없는 방식으로, 그리고 종종 받아들일 수 없을 만큼 높은 비용을 지불하는 방식으로 증가시킨다.

서양의 과학자들은 미토콘드리아 생물속생성biogenesis이나 생성creation을 유도하는 세포 경로를 잘 알아냈다. 그들은 이러한 경로를 촉발하는 대사 사건을 추적했다. HIIT를 실험한 다른 과학자들은 이러한 발견에 주목하였고 동시에 일어나는 많은 다른 생화학적 반응과 신체에서 일어나는 몇몇 현상의 맥락에서 그것들을 보았다. 결과적으로 이 훈련 프로토콜은 효과가 있었지만, 종종 비효율적이고 심각한 부작용이 수반되었다. 수많은 부작용을 작은 글씨로 나열해놓은 약물처럼.

심한 통증, 에너지 상태 저하, 스트레스, 호르몬 수준 하락, 프리라디칼 손상, 심장에 불리한 변화, 이러한 부작용이다.

나는 더 나은 방법이 있다고 확신하게 되었다.

다음부터는 꽤나 밀도 있는 과학적 설명이 기다릴 것이다. 비록 쉽게 설명하기 위해 노력했지만, 이러한 내용을 읽고 이해하려는 사람이 많지 않다고 생각한다. 만약 당신이 그런 부류라면 이 책의 절반에 해당하는 내용을 건너뛰고 곧장 4장의 달콤한 내용으로 가라! 이 덩치만 큰 겁쟁이야.

세 가지 에너지 시스템

당신은 이미 알고 있거나 크게 신경 쓰지 않는 사람일 수도 있기 때문에 에너지 시스템의 상세한 내용을 가지고 당신을 지루하게 할 생각은 없다(어떠한 경우에도 환영하는 바이다). 다음은 Q&D와 관련된 몇 가지 주요 사항이다.

탄수화물, 지방, 단백질은 에너지를 포함하고 있는데, 경제적인 비유를 들자면 이것들은 '현금화하기 쉬운 상태'가 아니다. 이들은 근육 등에 의해 소비되기 전에 ATP라고 하는 '현금'으로 전환해야 한다.

ATP에서 'A'란 무엇인가? 이에 대한 정보는 필요한 사람만 알면 되지 지금 당장 알 필요는 없다. 'A'는 ATP 구축에 필요한 구조이므로 'A 프레임'이라는 별명을 붙일 것이다.

'P'는 인을 함유한 분자인 '인산염'을 의미한다. 이 원소는 에너지가 저장된 화학적 결합을 형성하고 에너지를 쉽게 방출하는 것으로 알려져 있다.

'T'는 '셋$_{tri}$'을 의미하며 'A 프레임'에 부착된 인산염 그룹의 수를 의미한다.

에너지를 방출하기 위해 ATP를 나누면 1개의 'P'를 잃고 ADP가 되는데 여기서 'D'는 'di', 즉 2를 의미한다.

우리 몸은 풀 악셀을 밟을 때, 신체의 ATP 요구량의 최대 1,000배까지 증가한다. 문제는 ATP가 배터리보다는 콘덴서 역할을 하기 때문에 빠르게 마모된다는 것이다. 저장된 ATP로 최대 강도 작업을 하는 것은 0.5초에서 1.5초까지만 가능하다. ATP는 빠져나간 'P'를 다시 투입하는 에너지 시스템에 의해 지속적으로 보충되어야 한다. 다음은 세 가지 주요 에너지 시스템이다.

- CP$_{Creatine\ phosphate}$ 시스템
- 해당$_{Glycolysis}$ 시스템
- 유산소$_{Aerobic}$ 시스템

다음의 도표는 스프린트나 하드스타일 스윙과 같이 전력을 기울이는 동적 노력 동안 주어진 근육에서 일어나는 일을 나타낸다.

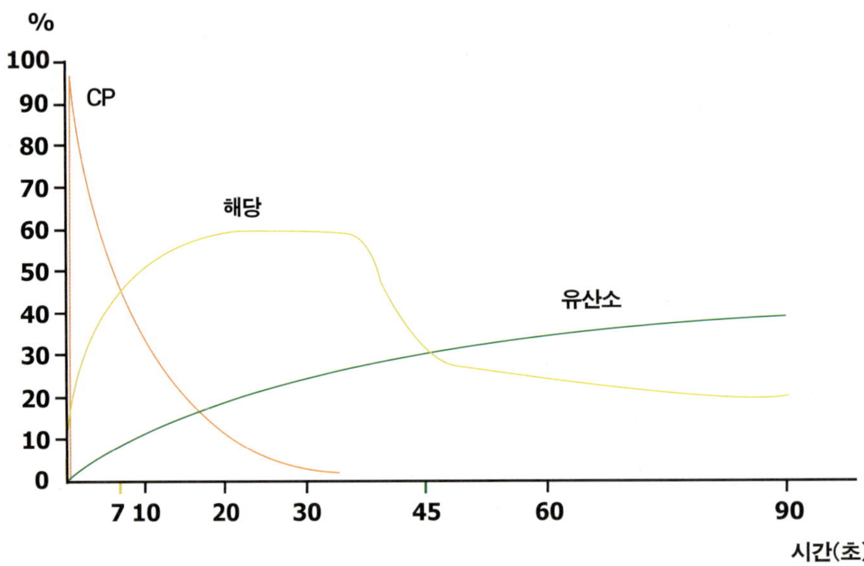

전력을 기울이는 동적 운동에서 훈련된 선수의 총 에너지 출력에 대한 세 가지 주요 에너지 시스템의 대략적인 기여

- CP 및 유산소 시스템은 효율적이고 깨끗하게 연소한다. 이와는 대조적으로 해당 시스템에서는 근육들이 빠르게 축적되고 많은 문제를 일으키는 산을 생성한다. 이는 단기적, 장기적으로 발생한다.

- CP 시스템은 해당 시스템보다 1.5배, 유산소 시스템보다 3~4배 강력하다. CP 시스템은 고양이과 동물이 저녁거리를 사냥하기 위해 사용하던 것이다.

- CP 시스템은 최대 출력까지 5초에서 7초까지 활성화되며 해당 시스템은 약 20초, 유산소 시스템은 1~4분이다. CP는 힘을 신속하게 만들어낸다.

- 전력질주를 하여 CP라는 '로켓 연료'를 완전히 소진하는 데는 약 30초의 시간이 걸리지만, 이 시스템에서는 약 5초 동안만 최대 파워를 유지할 수 있고 최대 파워에 가까운 정도는 8초에서 10초 동안만 지속할 수 있다. 그러고 난 뒤에는 빠르게 느려진다. 최고의 단거리 선수들조차 100m 종료 지점에서는 느려진다는 것이다.

이러한 내용들을 이해하기 위해, 다음과 같은 비유를 생각해보자. 모든 것을 통제할 수 있는 조지 오웰의 빅 브라더가 지배하는 나라에서 연로를 계속해서 채워넣는 자동차를 설계하였다. 이 차는 연료탱크가 최소한 반 정도만 채워져 있어도 차를 전속력으로 몰 수 있다. 하지만 연료 게이지가 반 이하로 줄어들기 시작하면 자동차의 시스템은 연료 라인을 조이기 시작한다. 연료 게이지 바늘이 비워짐 쪽에 가까워질수록 차는 더 느려진다. 빅 브라더가 의도한 광란의 도가니에 빠지는 일이 일어나기 훨씬 전에 당신은 엔진에 연료 공급을 중단할 것이다.

이것이 바로 CP 시스템이 설계된 방식이다. CP 탱크가 비워질수록 엔진으로 연료를 공급하는 스로틀이 더 많이 닫힌다. 이 기능은 퍼포먼스와 적응 현상에 큰 영향을 미친다.

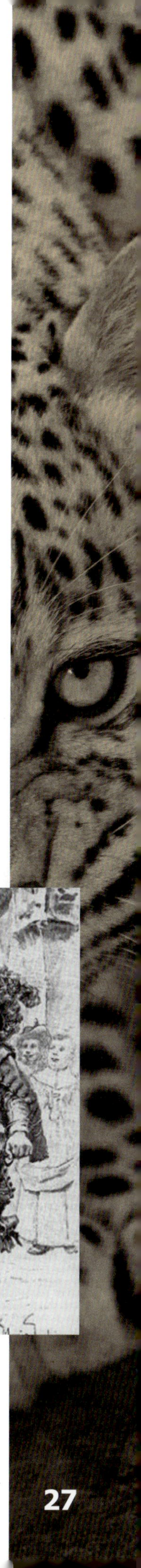

응급 시스템

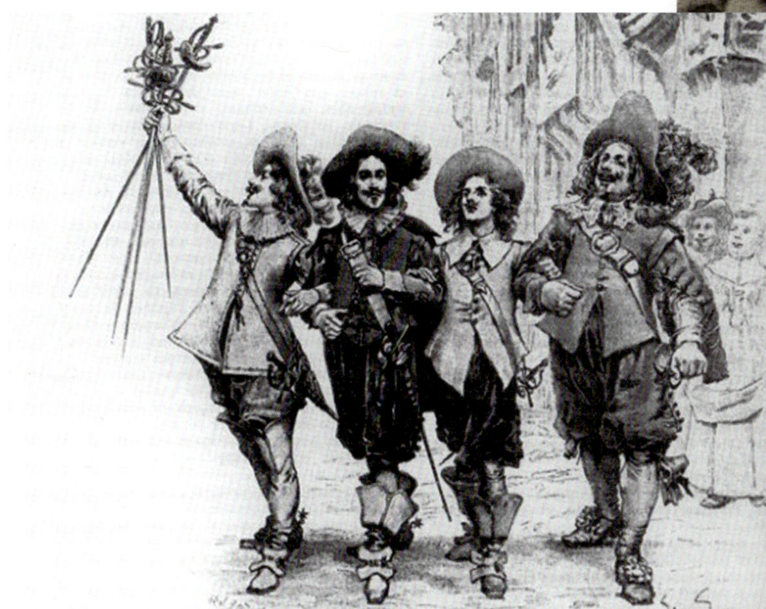

『삼총사』의 제목에서 알렉상드르 뒤마는 팀의 네 번째 멤버이자 주인공인 달타냥을 빠뜨렸다. 많은 생화학 교과서에서도 에너지 시스템을 논할 때 똑같은 일이 일어난다. 제4의 에너지 시스템인 미오키나아제 시스템에 대해 들어본 독자가 몇이나 될까?

세 가지 주요 에너지 경로가 ATP에 대한 수요를 따라가지 못할 때 유기체는 유리를 깨고 긴급 버튼을 누른다. 응급구조대인 네 번째 총사가 등장한다! 니콜라이 야코블레프 교수는 네 번째 에너지 시스템인 미오키나아제($MK_{myokinase}$)를 '응급 시스템'이라고 불렀다. 이 시스템은 특히 총력을 기울인 동적 노력에서 약 10~20초 동안 활성화된다.

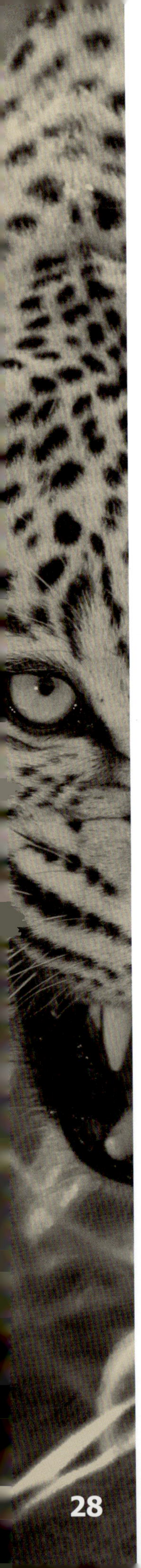

미오키나아제 시스템은 'A 프레임'에서 또 다른 인산염 그룹을 분리하여 에너지를 흡수한다. 콘덴서(즉 ATP)는 또 다른 'P'를 잃고 ADP가 AMP가 된다. 'M'은 '하나mono'를 의미하며 마지막 남은 인산염 그룹을 가리킨다.

MK 반응은 한 ADP 분자로부터 'P'를 받아 다른 ADP 분자에 부착하여 앞 과정에서 ADP를 AMP로, 뒤 과정에서 ADP를 ATP로 만든다.

MK 반응

$$2\ ADP \leftrightarrows ATP + AMP$$

이제 콘덴서는 완전히 소진되었다. 비록 AMP에는 인산염 그룹이 하나 있지만, 더 이상 에너지를 저장하지 않는다.

이 '네 번째 총사'는 위급한 순간에 우리를 구해줄 뿐만 아니라, 장기적인 관점에서도 긍정적인 역할을 한다. 과학자들은 이 과정의 부산물인 AMP가 미토콘드리아의 성장을 유발한다는 결론을 내렸다.

강도는 노력이 아니라 출력이다

딥 퍼플이 스피드 킹을 녹음하던 시절, 뛰어난 소련 과학자인 펠릭스 미어슨Felix Meerson 교수는 ATP 파괴의 산물이 미토콘드리아 단백질의 합성을 유도한다는 사실을 발견했다. 하지만 불행히도, 당시에 그의 발견은 간과되었고 거의 반세기 후에 다른 이들에 의해 다시 만들어져야만 했다.

오늘날 우리는 AMPK라고 불리는 것이 미토콘드리아 생물속생성으로 이어지는 일련의 과정들을 시작하는 마스터 스위치라는 것을 알고 있다. AMPK는 이름에서 짐작했듯이 AMP 농도를 측정하는 세포에너지 센서이다.

최대한 달성할 수 있는 AMP 수에 도달하고 AMPK를 깨우려면 ATP 사용률을 표시해야 한다. 운동이 너무 격렬하고 템포가 너무 높으면 에너지 시스템이 ATP 지출을 따라가지 못한다.

ATP 부족은 총력을 기울인 운동을 약 5초간 지속하여 CP 시스템의 출력이 시들해지기 시작하면서 누적된다. 물론, AMP의 양을 최대화하려면 운동을 5초 이상 유지해야 한다.

하지만 그리 오래지 않아 강도intensity는 떨어질 것이고… 끔찍한 결과를 가져올 것이다.

'강도'는 10대들을 겨냥한 체육관의 동기부여 구호에서처럼, 극적인 것과는 관련이 없다. 그러나 이상하게도 40대들도 'AMRAPAs many rounds as passible(가능한 많은 라운드로 운동한다)이 아니면 죽는다!' '스파르타에게!'와 같은 구호가 적힌 티셔츠를 입고 다닌다.

강도intensity는 노력이 아니라 출력out put, 즉 파워 출력이다. 이는 와트watt 또는 스피드와 같이 당신이 선택한 단위로 측정된다. 이러한 지표들은 ATP 사용의 내부적 비율을 반영한다.

가열차게 노력하는 것은 반드시 필요하지만 그것만으로는 부족하다. 세트 후반에 어떻게든 초인적인 '신경력nerve force'을 유지한다고 해도, 당신의 명령은 산에 의해 가려진 근육에 도착할 것이다. 게다가 산은 ATP(ATPase 효소)를 분리시키는 작업을 방해한다. 결과적으로 많은 AMP를 생성할 만큼 빠르게 ATP를 사용할 수 없게 되는 것이다.

소련에서는 중간 수준에서 엘리트 수준까지의 스프린터와 러너가 CP 메커니즘이 주로 활약하는 거리(최대 400m)에서 ATP 균형장애를 경험하지만 그보다 긴 거리에서는 그렇지 않았다는 사실을 발견했다. 즉, 일단 CP 시스템의 작용이 꺾이면 걱정거리가 사라지는 것이다.

"아빠, 저 달리기 선수의 어깨에 달린 저 빨간 리본은 뭐야?"

"딸아, 그건 리본이 아니라 저 사람의 혀란다."

선수 입장에서는 200m를 질주하는 것보다 훨씬 더 힘들게 느껴진다. 그러나 근육은 그 나름의 논리를 가지고 있다. 나는 고양이과 동물들도 이에 동의할 것이라고 확신한다. 저녁거리를 사냥할 때, 15초 정도 응급 시스템의 힘을 약간 받는 것은 좋은 일이다. 훌륭한 사냥꾼은 2분 후에 무슨 일이 일어날지에 대해서는 신경 쓰지 않는다.

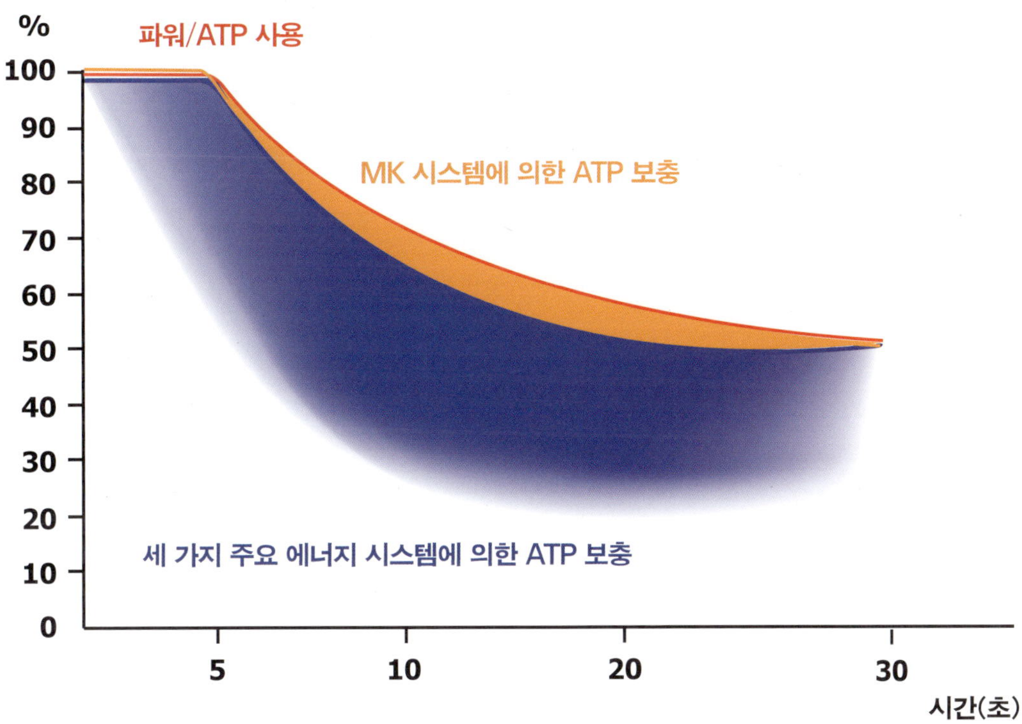

전력을 다하는 동적인 짧은 운동중 ATP 수요 및 공급에 대한 대략적인 타임라인

요약하자면, AMP를 생산하기 위해서는 ATP를 보충할 수 있는 것보다 더 빨리 연소시켜야 한다. 연구에 따르면 전력을 다하는 동적인 운동에서 대부분의 AMP는 CP 시스템의 출력(즉 총 파워 출력)이 감소하는 시간과 CP가 완전히 소진되는 시간 사이인 5~30초 사이에 만들어진다. 이것은 미토콘드리아를 강화하기 위한 고강도 훈련에 적합한 합리적인 시간으로 보인다.

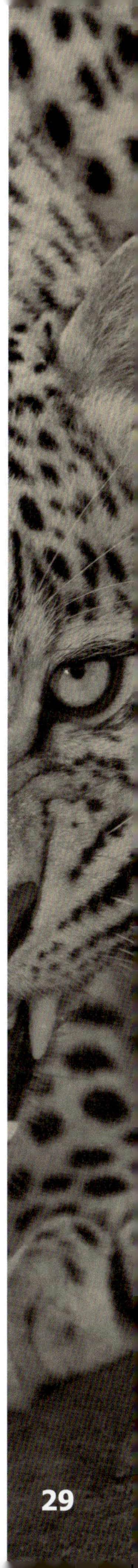

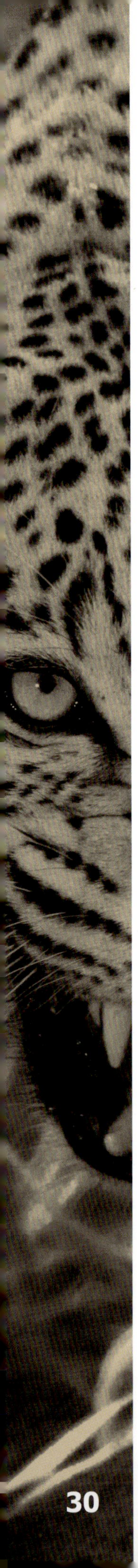

… 그리고 쇠락의 시간이 다가온다

실제로, 한 연구실에서 30초간 전력을 다하는 1회성 벨로 스프린트가 AMP/ATP 비율을 21배까지 높이고 이후 상당한 AMPK 증가(곧 미토콘드리아 성장이 일어날 징후)가 생긴 것을 확인하였다.

현장에서, 코치들은 30초간 전력을 다하는 운동을 하는 것이 효과가 있다는 것을 알고 있다. 내가 처음 케틀벨 지도자 자격 과정을 운영하던 초기 몇 년간, 가장 성공적인 몇몇 훈련 프로토콜은 20회 반복의 스내치와 32kg 더블 저크를 기초로 하였던 것이다. 오늘날, 나는 30초간 훈련을 할 때의 많은 이점들은 초반 10~20초 동안 도출된다고 확신한다. 때때로 30~45초까지 밀고 나가야 할 이유가 있지만, 그러한 점들은 지금 다루고 있는 이 미니멀리스트 프로그램의 초점 밖에 있다.

만약 위급한 상황이 계속되어 MK 반응이 너무 오래 발생하면, 다른 반응인 탈아미노 반응deamination이 일어난다. 이는 AMP 분자의 'A 프레임'을 파괴하여 인산염이 부착할 수 있는 곳을 망가뜨린다.

이것은 나쁜 소식이다.

첫째, 이는 AMP 농도(미토콘드리아를 늘리는 유전적 신호)를 감소시킨다. 우리가 타깃으로 삼는 대사 상태는 높은 AMP-ATP 비율이라는 점을 기억하라. 그리고 여기서 우리는 어렵게 얻은 AMP를 테이블에서 치우고 있다.

둘째, 암모니아는 이러한 반응의 부산물이며 세포에 독성을 띤다. 전 마스터 SFG인 제프 뉴퍼트는 암모니아 독성이 HIIT의 지방 감소 효과를 늦추는 요인 중 하나가 될 수 있다고 제안하기도 했다.

셋째, 'A 프레임'을 재구축하는 것은 비용이 많이 들고 시간이 많이 걸리는 과정이다. 그리고 이 과정이 일어나는 동안 당신은 피곤함을 느끼고, 신체 기능을 하기에는 ATP가 부족한 상태가 된다. 어떤 물고기는 포식자로부터 도망칠 때 근육의 ATP를 소모하고 'A 프레임'을 끊을 수 있다. 그러고 나서 그들은 ATP를 회복하기 위해 여러 시간 동안 바위 밑에 무력하게 누워 있어야 한다. 다행히도, 인간은 완전히 움직이지 못하는 절박한 상태에 처할 정도로 ATP를 소모하지 않는다. 하지만 우리는 여전히 HIIT한 다음 날 죽은 것처럼 느낄 만큼 지칠 수 있다. 만성피로증후군을 앓고 있는 환자들은 ATP 보유량이 줄어 있었다. 만약 당신이 이러한 상태를 느끼길 원한다면, 메트콘 훈련이 적합하다.

드럼롤… 젖산의 수치가 높아지는 것이 탈아미노 반응의 일차적인 원동력이다.

이 반응의 목표 중 하나가 산성화의 일부를 완충하려는 필사적인 시도라는 점을 고려하면 이는 놀라운 일이 아니다.

전력을 다하는 전면적인 운동에서 근육에 생기는 근육 젖산염은 처음 5초 동안은 휴식 때 수준 이상으로는 올라가지 않는 반면 최대 파워는 유지된다. 그리고 산성도는 5~10초 사이에 두 배가 된다. 그 후 다시 10~20초, 20~30초, 그리고 30~60초에 두 배씩 늘어난다.

최대 20초까지 생성되는 산의 양은 아직 관리 가능한 정도지만, 그 다음 두 배로 올라가는 수치는 곤란을 야기한다. 심지어 30초간의 단 한 번의 스프린트는 암모니아 수준을 거의 5배 증가시킨다. 왜 합당한 이유 없이 당신의 몸에 쓰레기를 가득 차게 하는가?

훈련에 익숙하지 않은 사람들은 잘 훈련된 선수들보다 탈아미노 반응이 더 쉽게 일어난다. 이러한 점이 바로 초보자들을 HIIT 훈련에 던져 넣는 것이 무책임한 일이라는 이유이다. 게다가 오버트레이닝은 탈아미노 반응에 대한 저항력을 떨어뜨린다. HIIT 워크아웃을 쌓아올리는 것은 문제를 더 악화시킬 뿐이다.

야코블레프 교수는 넌더리를 내며 오버트레이닝 때 일어나는 '근육 활동의 화학적 성질이 왜곡되는 것'에 대해 언급하였다. 그는 높은 수준의 오버트레이닝에 따른 유산소 대사의 붕괴와 신진대사 효율의 저하가 심각한 체중 감소를 초래한다고 덧붙였다. 이러한 점에서 대중이 메트콘 훈련을 좋아하는 것일까?

스위트 스폿 지점에 대하여

다음에 Q&D와 관련된 대사 작용에 대해 간략히 요약하였다. 시간에 대한 것은 개인차, 부하량, 그리고 운동 종류에 따라 다양한 변수가 있기 때문에 대략적인 수치라고 생각하길 바란다.

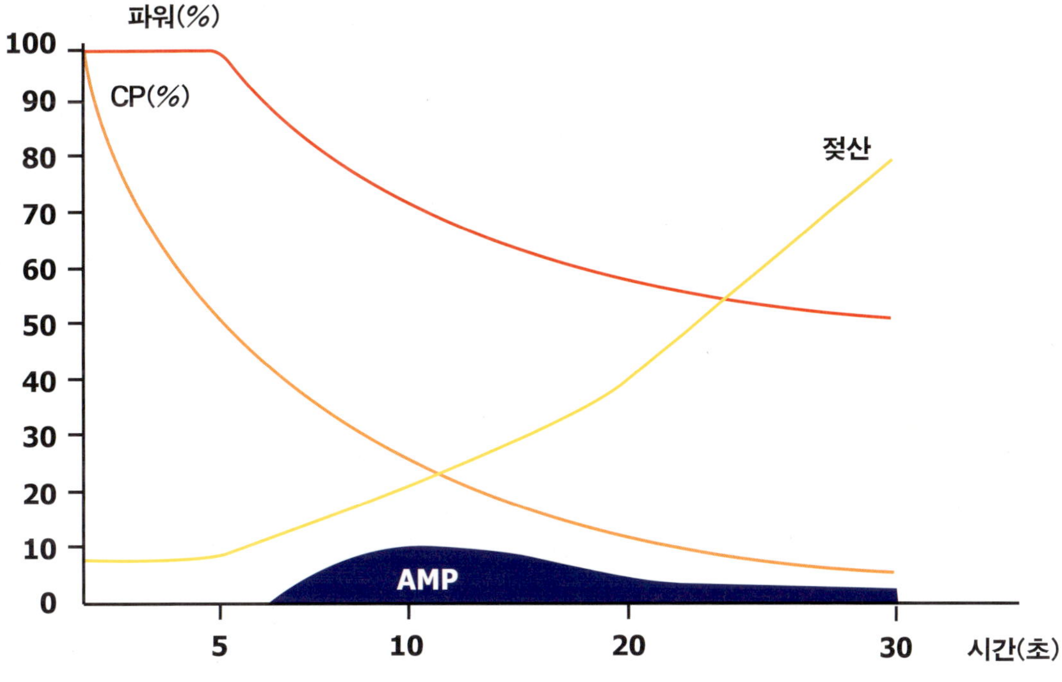

전력을 다하는 동적 운동에서 미토콘드리아의 생물속생성과 가장 관련성이 높은 대사 사건들의 대략적인 타임라인.
파워(P)는 ATP 전환율, CP 농도, 젖산 농도, AMP 농도의 영향을 받는다.

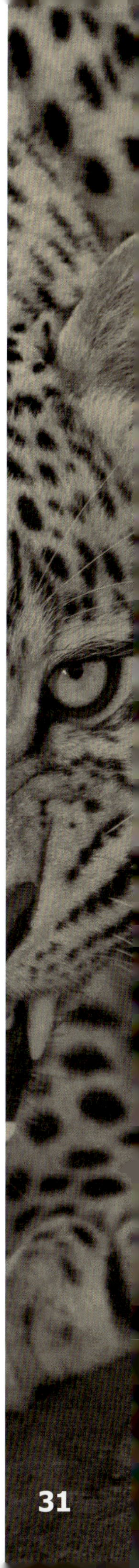

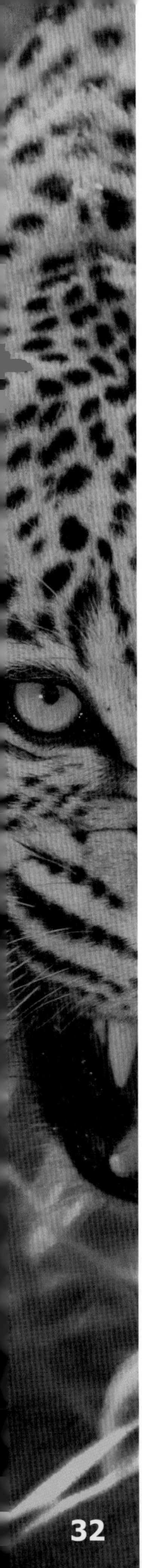

5초 미만

CP 시스템이 자신의 역량을 최대한으로 발휘하여 사용한 ATP의 교체를 유지하므로, 최대 파워가 유지된다.

산의 수치는 휴식기 수준에 머문다.

5초에서 10초까지

파워는 약간 떨어진다. 크레아틴 인산염이 반쯤 고갈되면서, 근육 내 조절장치가 남아 있는 CP의 소모 정도를 낮추기 시작한다.

ATP 부족이 누적되기 시작한다. '응급 시스템'인 미오키나제가 구조에 나서 ATP와 AMP를 만들기 위해 ADP를 분해하기 시작한다.

젖산을 만드는 해당 과정이 머리를 치켜올린다.

10초가 지나면서

CP의 2/3 정도가 고갈된다. 이는 CP 시스템의 임계치인데, 이 이하로 떨어지면 더 이상 강한 힘을 내기 힘들다.

해당 과정은 그 영향력을 계속 발생시키고 있다. 아직 해당 시스템이 ATP를 재합성하지는 않았지만 이미 산성 수치를 두 배로 끌어올렸다.

사용한 ATP가 완전히 보충되지 않아 전력이 눈에 띄게 떨어진다. 상황이 절박해지고 '응급 시스템'이 중심을 지킨다.

10초에서 20초

AMP는 빠르게 축적된다.

10초에서 20초 사이에 산성화 수치는 다시 두 배로 증가하여 허용 가능한 최고 수준에 도달한다.

이 10초에서 20초 구간에서 놀라운 일이 벌어지기 시작하는데, 파워는 눈에 띄게 떨어지고 해당 과정이 박차를 가하여 산을 내뿜으면서 끈적끈적하게 만들어 방해한다.

당신은 강력한 에너지 경로가 사라지고 산성화 수준이 모든 것을 망칠 만큼 높아지기 전에, 최대 파워를 유지하기 위해 최선의 노력을 기울이고 있을 것이다. 이때 '네 번째 종사'가 이 상황에 맞서 발걸음을 내딛으며 ADP를 분해하여 더 많은 ATP를 만들고 AMP를 바람직한 부산물로 만든다.

정말 중요한 순간이다.

20초가 지나면서

CP 시스템은 계속하여 퇴색한다. 해당 과정은 마침내 그 미약한 전권을 얻는다. 해당 과정은 CP 시스템보다 1과 1/2에서 2배 정도 약하므로 CP의 역할을 채울 수 없다.

20초에서 30초

20초에서 30초 사이에 젖산 수치는 두 배로 증가한다. 신체는 산을 완충시키기 위해 매우 불리한 탈아미노 반응에 필사적으로 의존한다. 어렵게 얻은 AMP 일부가 사라진다.

30초 이후

이제는 내리막길만 남았다.

파워 출력이 절반으로 감소함에 따라 ATP는 저장 탱크를 함께 사용한다. 해당 작용 및 유산소 시스템은 이제 보급을 지속할 수 있다. ATP 공급 및 수요가 동등해지면 AMP는 더 이상 생산되지 않는다.

산성화 수치는 30초에서 60초 사이에 다시 두 배로 올라간다. 유독성 암모니아와 프리라디칼이 축적되고 있다.

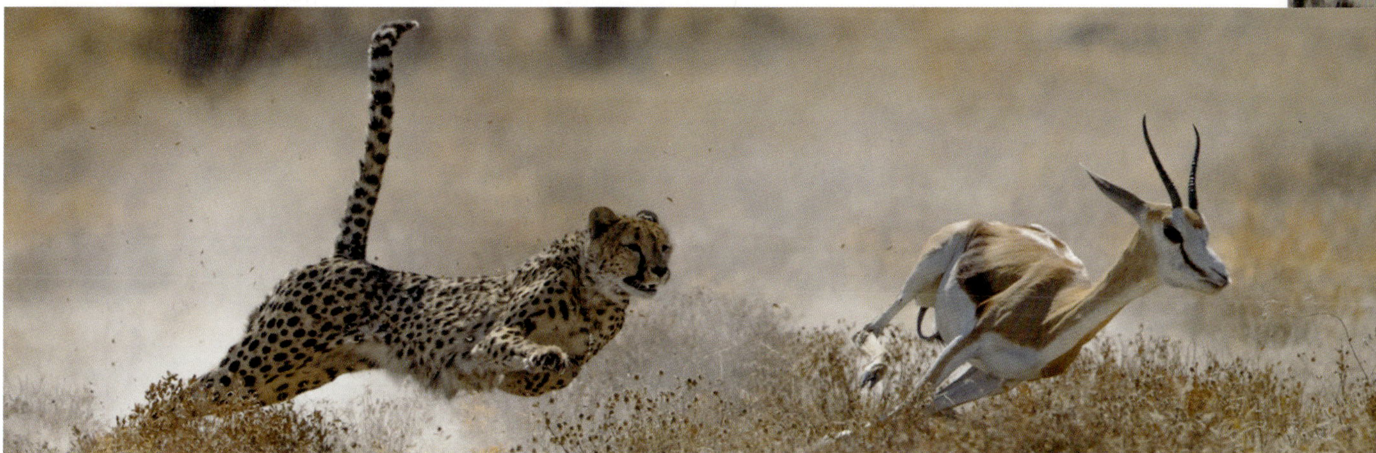

이러한 연구를 바탕으로 한 결론은 다음과 같다. 대부분의 운동선수에게, 적어도 하체 운동들에서 15초 또는 여기에 플러스 또는 마이너스 5초의 타이밍이 스위트 스폿이라는 것이다. 우리의 미토콘드리아를 자극하는 데는 강력한 고양이과 동물이 저녁거리를 사냥하는 데 걸리는 만큼의 시간이 걸린다.

이 범위 내에서 여성의 경우 남성보다 20초에 더 가까이 있어야 하는데, 여성이 남성보다 산과 암모니아를 더 적게 생산하는 경향이 있기 때문이다. 이 기준은 덜 파워풀한 운동선수의 경우 남녀 모두에게 해당한다.

속근의 사용 비율이 높은 선수들은 10초에 가까워야 하고, 가장 빠르게 움직이는 선수들은 7, 8초까지 기준을 쭉 내려야 한다.

더 폭발적으로 움직일수록, 근육에서 벌어지는 대사현상들이 일어나는 시간은 더욱 응축된다. ATP와 CP는 더 뜨겁게 타오르고 더 빨리 고갈되며, '응급 반응'은 더 빨리 더 강한 강도로 실행되며, 탈아미노 반응 또한 더 일찍 실행된다.

독일 과학자들은 어린 스프린터들과 중거리 육상 선수들을 대상으로 다양한 거리를 뛰게 한 후 암모니아 수치를 측정하였다. 약 10초간의 전력질주 후에, 어린 선수들은 눈에 띄는 정도의 수치가 나왔고 중거리 선수들은 훨씬 더 적은 양의 수치가 나왔다. 이 결과를 미루어 보아, 매우 파워풀한 선수들은 불과 7~8초 후에 AMP 축적이 극대화됨을 알 수 있다. 이 정도 시간의 운동에서 약 5초대 파워가 떨어지기 시작한 뒤의 2~3초간 '응급 반응'을 보인 것이다.

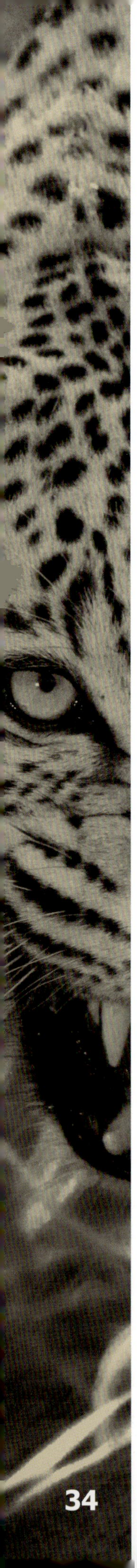

빠른 10회 반복은 고중량 5회 반복과 동일한 효과

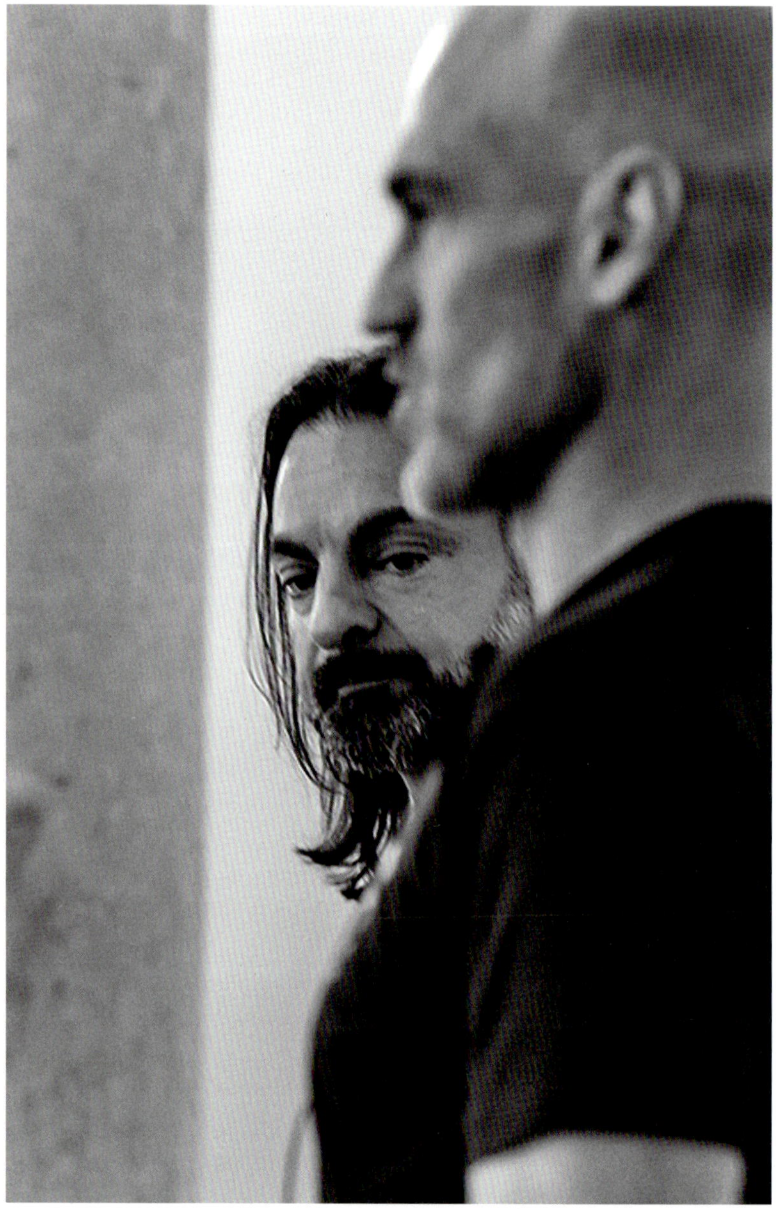

개별 운동선수를 위한 부하를 정하는 것과 해당 선수에게 필요한 여러 다른 근육들을 어떻게 자극해야 하는지(상체 근육들은 하체 근육들보다 빠르게 수축하는 경향이 있다) 정하는 것은 골치 아픈 일인데, 이는 몇 초 단위가 아니라 반복수를 기준으로 정하면 쉬워진다. 선수가 더 폭발적으로 움직일수록 정해진 횟수를 빨리 완수한다. 그리고 그 반대의 경우도 마찬가지이다.

우리의 실험에서, 대부분의 사람들에게 효과가 있는 '마법의 수'를 도출해낼 수 있었다.

그 숫자는 10이다.

빠른 10회 운동은 미토콘드리아의 양을 높이는 것 외에도 전통적인 소련의 항당분해 훈련과 유사한 메커니즘을 통해 미토콘드리아의 질도 향상시킨다. 이에 대한 기초적인 사항들은 언젠가 다시 설명할 것이다.

근육이 성장하는 것은 폭발적인 10회 반복 세트들로 구성된 훈련의 부수적인 이점이다. 근원섬유의 성장과 미토콘드리아 성장 사이에는 일종의 갈등관계가 있지만, 빠른 10회는 둘 모두를 잘 이룩한다.

근육 성장 메커니즘의 주제는 너무 광범위하고 흥미롭기 때문에 여기에 끼어들기에는 지면이 조금 모자란다. 이 내용만을 다루기 위해선 책 한 권을 더 써야 할 것이다. 지금은 근 성장을 위한 정확한 방법들이 미스터리로 여겨지지만, 이 비밀금고를 여는 한 가지 조합이 알려져 있다고 말해도 충분할 것이다.

- ✓ ATP 사용률과 CP 고갈률이 높음
- ✓ CP 고갈의 규모
- ✓ 약간의 산성화

정확히 말하자면, 위에서 말한 비율들은 에너지 탱크가 얼마나 빨리 비는지를 설명하고 있다. 즉 탱크가 얼마나 '빈' 상태에 가까운지에 대한 규모 정도를 보여준다.

근원섬유 비대의 과정은 잘 밝혀져 있는데, 이를 분석하면 위의 조건들 중 하나에 치우쳐 있긴 하지만 결국 세 가지 요소 모두가 적용된다는 것을 알 수 있다.

이러한 조건들이 적용된 예는 많은 반복, 또는 그라인드 운동을 하는 것이다.

1회, 2회 반복 훈련은 다른 반복수보다 스트렝스를 빠르게 발달시키긴 하지만, 여기서 얻는 이득은 불안정하고 근육성장에 적합하지 않다.

순수하게 근비대를 위한 숫자는 10이 원칙이다. 하지만 불행히도 이러한 숫자로 만들어진 근육은 보기만큼 강하진 않다. 게다가 10회 반복은 다른 형태의 훈련들을 방해하면서 선수에게 심한 근육통을 선사한다.

고중량으로 5회 반복하는 것은 보디빌딩에서 제시하는 10여 회 반복보다 근육이 빨리 자라지는 않지만, 근육의 품질은 훨씬 우수하다. 우리는 가장 훌륭한 스테이크와 분명하지 않은 고깃덩어리에 대해 이야기하는 것이다.

스트렝스 측면에서는 5회 반복 운동이 초-저 반복보다는 빠르게 스트렝스를 기르진 못한다. 하지만 1회, 2회 반복 운동에서의 발달이 몇 주 만에 서서히 사라지는 반면 5회 반복은 매년 꾸준한 모습을 보인다.

그리고 근육통이 발생하기는 하지만 고반복으로 인한 통증과는 전혀 거리가 먼 수준이다.

폭발적인 리프팅 반복수를 두 배로 높이는 것도 같은 작용을 한다. 빠르게 동작을 할 때 여러 상황이 연출된다. 예를 들어 빠른 수축 섬유를 발달시키는 것을 목적으로 하는 경우, 빠른 20회 반복 세트들을 이길 순 없다. CP 고갈률은 세트 전반기에 높으며, 결국 CP 고갈의 크기는 최대치에 도달하고 산성화는 높은 수준에 이른다.

하지만 지불해야 할 대가가 있다. 웨스트사이드 바벨을 지휘하는 루이 시몬스Louie Simmons는 파워리프팅의 보조 훈련으로 케틀벨을 초기에 도입한 인물이다. 그는 빠르게 20회 반복하는 운동이 자신에게 큰 통증을 주고 피로감을 선사한다는 것을 알게 되었고, 그래서 빠른 10회 반복을 고수하기로 정했다. 그의 이야기를 들어보자.

10×10, 재충전

의도적인 빠른 동작 10회 반복 세트로 훈련하려면, 세트 사이에 충분한 휴식을 취해야 한다.

StrongFirst의 교육 책임자인 브렛 존스Brett Jones는 기르빅girevik(케틀벨 훈련자)들 거의 대부분은 필요한 것보다 휴식을 덜 취하고 있다고 관찰하였다. 이들은 CP와 pH가 반드시 회복되어야 한다는 사실을 깨닫지 못하고 있을 수도 있다. CP를 회복해야 강도 높은 훈련을 지속할 수 있는 연료를 공급할 수 있고, pH를 회복해야 앞서 논의한 여러 문제들을 피할 수 있다.

CP는 빠르게 회복되지만, pH가 회복되기까지는 오랜 시간이 걸린다. 한 번의 100m 전력질주로 생성된 젖산을 완전히 제거하는 데는 약 30분의 시간이 필요하다! 완전한 회복에 걸리는 시간은 더 말할 것도 없다. 따라서 우리는 합리적인 타협점을 찾아야만 한다. 니콜라이 볼코프Nikolay Volkov 교수는 다른 이유로 수행한 연구에서 약 15초 정도 스프린트를 했을 때 젖산 제거에 걸리는 시간을 연구했는데, 이때 걸린 시간은 2분 30초~3분이었다.

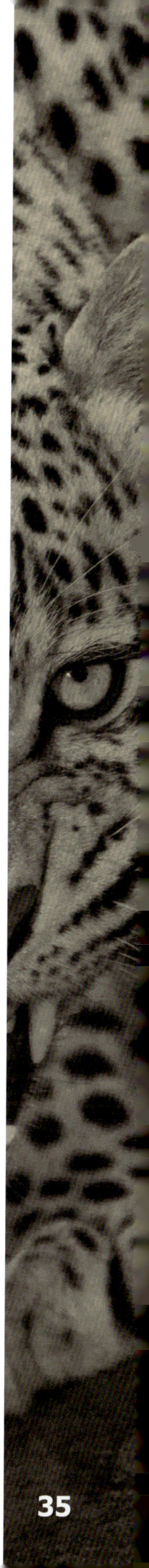

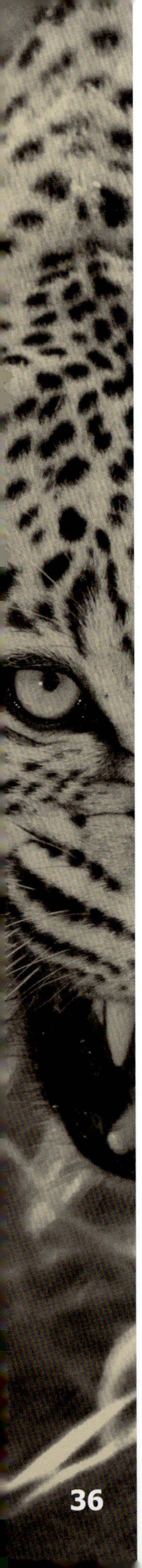

앞의 논의에 따라 프로그래밍은 매우 간단해진다. 즉 매 3분마다 10회 반복을 하는 것이다.

그리고 아무리 스스로의 컨디셔닝에 대해 자신한다 하더라도, 그리고 당신의 컨디션을 아무리 높이 평가한다고 해도, 감히 덜 쉬려고 하지 마라! 내가 소개할 최상급 선수가 3분 동안 완전히 휴식을 취한다면 당신도 그렇게 해야 한다.

'빅토르Victor'는 미국 특전사인 동시에 대단한 운동선수이다. 40세가 넘으면 총에 맞지 않더라도 지쳐버릴 수밖에 없는 그의 직업에서도 그는 현역에서 물러날 나이를 10년이나 훌쩍 넘어 활동하고 있다. 빅토르는 모든 역경이 도사리는 환경에서 일함에도 불구하고 건강할 뿐만 아니라, 여러 차례의 원암 친업과 100마일 울트라 레이스와 같은 위업으로 다른 젊은 병사들을 압도한다. 그는 나에게 이렇게 썼다.

> 당신의 Strong Endurance 연구는 내가 지난 15년간 직관적으로 사용해온 많은 훈련 방법을 검증해주었고, 내가 계속해서 건강을 향상시키도록 계획을 짤 수 있는 훌륭한 프레임워크를 제공했습니다.
>
> 지난 2009년 경기장 계단에서 12~15초 전력질주를 3분 간격으로 수행하는 훈련을 추가하였습니다. 나는 보통 계단 꼭대기 지점에서 10번의 폭발적인 팔굽혀펴기를 하였습니다. 이것은 당신이 Strong Endurance에서 설명한 것과 매우 유사한 방식입니다. 그때까지도 나는 직감적으로 이 짧고 강렬한 구간이 기존의 400~800m 구간보다 훨씬 몸에 편하다는 것을 느꼈습니다. 나는 오늘도 이런 종류의 훈련을 계속 사용하고 있습니다.

빅토르의 말을 잠깐 끊고 이야기하자면, 그가 남들에게는 없었던 직관과 지성을 조화시켜 이러한 부하 매개변수load parameters에 도달한 것에 감탄하였다고 말하고 싶다. 내가 이 책에서 말하고자 하는 결과를 도출하는 데에는 4년이란 시간이 걸렸기 때문이다.

> 이런 형태의 훈련에 의한 또 다른 큰 장점은 훈련에 의해 생기는 주요 부상들이나 운동으로 인한 탈진을 겪지 않았다는 것입니다. 이러한 증상들은 특수부대에 종사하는 많은 동료들도 겪는 것인데 말입니다. SOFSpecial Operation Force에 있는 내 동료들 중 많은 사람들은 매우 건강한 육체를 가졌고 작전을 훌륭히 수행할 수 있습니다. 하지만 그들은 높은 코티졸 수준, 낮은 테스토스테론 수준에 처해 있으며 많은 사람들이 수면 장애를 가지고 있습니다. 작전에 배치되어 긴장 속에서 수면을 취하고 정서적인 스트레스에 노출된 상황에서, 나의 동료들 중 많은 이들에게서 심각하고 장기적 건강 문제가 초래될 것입니다.
>
> 나는 SOF에서 이런 형태의 교육과 훈련 모습을 더 많이 보고 싶습니다. 나의 동료들 대부분은 작전수행을 위한 훈련은 잘 하지만 결국 장기적인 건강을 희생시킵니다. 나는 이 접근법이 매우 근시안적이라고 믿습니다. 무젖산 훈련Alactic training은 장기간의 건강과 기능을 손상시키지 않는 방식으로 수행 목표를 유지할 수 있게 해줄 것입니다.

3분이라는 시간은 효과와 효율성을 동시에 노릴 수 있는 완벽한 절충지점이며, 훈련 이득이 감소하기 직전의 타이밍이다. 이 시간 동안 CP는 빠르게 재충전되고, 그 후에는 한 방울씩 충전된다.

10회 반복은 몇 세트로 구성하는가?

10세트이다.

아니, 이것은 단지 딱 떨어지게 하려고 제시한 숫자가 아니다. 볼코프 교수의 연구에 따르면 파워의 감소 정도가 무시해도 될 정도로 미미하고 해당 과정을 최소화하길 원한다면, 15초간 전력을 다한 반복 운동 최대 10세트와 세트 사이 휴식 3분이 이를 달성할 수 있을 것이라고 한다. 그 이상으로 넘어가면 산성도가 계속 높아지는 동안 CP 저장량이 점진적으로 줄어들기 때문에 목표하지 않은 다른 트레이닝을 하게 될 것이다. 그러니 그곳에 가지 마라.

또한 10세트는 미토콘드리아와 근원섬유를 만드는 데 최적인 신진대사 수요 사이의 절충점을 깔끔하게 충족시켜준다.

소련의 웨이트리프팅 방법론에서, 특히 근육비대를 강조하는 경우에, 훈련 세션/운동당 최대 훈련 볼륨은 100회 반복이었다. 아카디 보로비예프Arkady Vorobyev 교수는 다음과 같이 설명한다.

> 근육의 종류에 따라, 근육에 대한 하중의 영향으로 조직의 구조적 기능(동화 반응) 또는 (지구력 훈련에서와 같은) 근육 활동에서의 에너지 소비와 합성을 담당하는 구조의 경제성이 강화될 수 있다. 활동의 종류에 따라 이러한 구조적 요소의 전문화가 상당히 상대적으로 이루어진다는 것은 당연한 일이다. 근육 활동은 에너지 자원과 가소성 자원의 동시적인 소비로 이어진다. 그러나 활동 유형에 따라 소비 방향과 생물학적 시스템의 복원이 결정된다.

분명, 이러한 점이 최적의 볼륨의 두 배, 세 배 훈련하는 웨이트리프터들이 충분한 스트렝스 향상을 경험하지 못하는 이유가 된다. 보로비예프는 "이들은 단백질 합성이 아닌 에너지 생산 과정을 주로 활성화했기 때문에 적은 볼륨으로 훈련한 선수들에 비해 지구력은 좋을 수 있지만 스트렝스는 떨어진다"고 결론지었다.

10×10이 적절한 숫자이다.

그렇다. 이 숫자는 의심스러울 정도로 '케틀벨 심플 앤 시니스터' 훈련과 비슷하게 보인다. 단, 당신이 완전히 회복했다고 느끼더라도, 3분마다 한 세트를 수행하며 휴식하는 시간을 줄여서는 안 된다. 당신이 어떻게 느끼는가는 중요하지 않다.

휴식 안에 멜로디가 있다

10×10만으로도 효과를 발휘할 것이다. 하지만 여기서 한 발 더 나아갈 수도 있다.

30분간의 10×10이라는 세트수, 반복수, 그리고 총 세션 지속시간을 유지하는 것으로도 결과를 낼 수 있지만, 이 세트 구성을 특정한 방식으로 약간 비틀어 보는 것은 더 놀라운 결과를 낳을 수 있다.

빅토리아 시대 영국 출신의 예술가, 작가, 미술 평론가인 존 러스킨John Ruskin은 "'멈춤rest'에는 아무 소리가 없지만, 음악 안에서의 멈춤은 소리가 된다"고 말했다. "그리고 사람들은 항상 삶의 멜로디에서 이러한 부분을 그리워하고 있다. … 사람들은 항상 끈기, 용기, 그리고 강인함에 대해 이야기한다. 조용한 인내는 강인함에서 가장 훌륭하고 가치 있는 부분이다. 그리고 가장 희귀한 것 역시 조용함이다. 모든 권능은 물론 모든 쾌락의 근본에도 조용한 인내가 있기 때문이다."

이제 바로 더욱 생화학적인 내용이 나올 것이다. 고통을 즐겨라.

앞서 나는 독자를 배려하는 마음에서 AMPK를 촉발하고 미토콘드리아를 생성하는 기계를 켜는 데 필요한 신진대사 조건에 대해 간략하게 제시했다. 그것은 바로 많은 AMP를 축적하는 것이다.

과학자들은 이러한 점에 동의할 수 있겠지만, 일부 사람들은 그 안에 더 많은 내용이 있을 것이라고 결론지었다. CP 파괴의 산물인 유리-크레아틴free creatine의 축적이 더욱 중요할 수 있다.

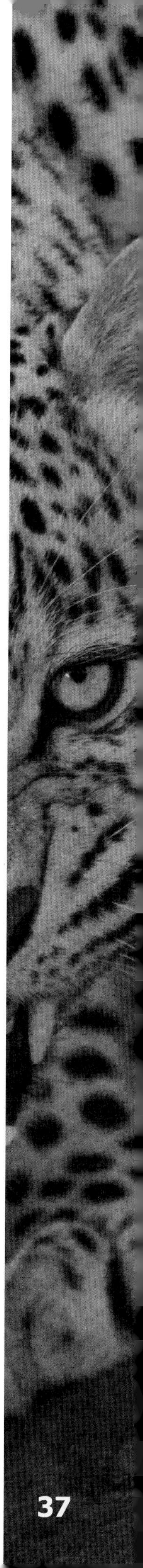

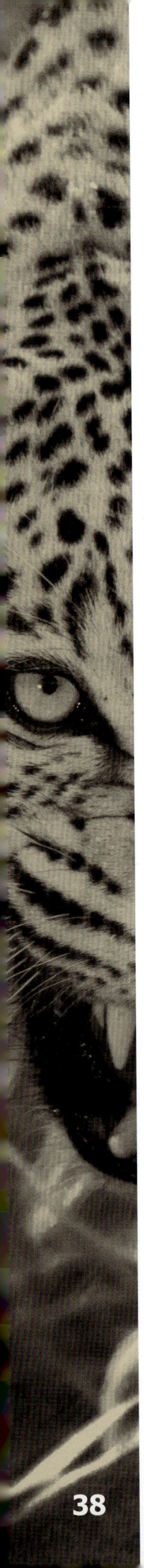

그리고 AMPK 활동을 증가시키는 것은 연료 고갈의 양보다는 비율일 수도 있다. 아마도, 비율과 양 모두의 영향이 있을 것이다. 그리고 이러한 점에서 갈등이 생긴다.

우리 몸에는 우리 스스로를 멈추게dead 만드는 것을 막는 내장형 감시 장치들이 있다. '로켓 연료'인 크레아틴 인산염을 분해하는 효소creatine kinase 역시 그러한 감시 장치 중 하나이다. CP가 소진될수록 연료 분사 장치들은 더 많이 닫힌다.

"나는 모두 가지고 싶고 지금 당장 가지고 싶어."

첫 번째 하위 목표는 지속 시간 중심이고, 두 번째 목표는 강도 중심이므로 절충안은 피할 수 없다. 따라서 연료 고갈 속도와 양은 최대치로 이루어지지 않더라도 실질적인 수준인 약 15초로 다시 돌아가게 된다.

위의 10×10에서와 같이 반복횟수의 방법론을 고수하면 지금까지 프로그램 디자인에서 변경된 사항은 없을 것이다. 하지만 엘리트 선수들의 무기고에서 강력한 무기인 인터벌 시리얼 방식interval-serial method을 사용하여 변경한다.

레오니드 마트비프Leonid Matveev 교수는 운동 사이의 휴식 인터벌을 스트레스 인터벌, 일반적 인터벌, 그리고 자극 인터벌로 분류했다. 자극 인터벌stimulation interval은 '홈에 기름칠하기greasing the groove'에 대한 내용이며 이 책의 주제와는 관련이 없으므로 다루지 않겠다.

스트레스 인터벌stress interval은 피로를 점차적으로 쌓을 수 있는 짧은 인터벌이다. 이것은 당신이 알고 있는 인터벌 트레이닝에서 사용된다.

일반적 인터벌ordinary interval은 중간 정도에 위치하며, 어느 정도 완전 회복에 가깝지만 그 이상은 아니다. 이는 Q&D 10×10 프로토콜에서 사용되는 방법이다.

인터벌 시리얼 방법은 스트레스와 일반적인 휴식 기간을 결합한다. 여러 시리즈들 또는 여러 세트 운동들의 그룹들로 구성된다. 각 시리즈에서 세트들은 세트 사이에 불완전한 휴식을 취하여 시리즈가 끝날 무렵 연료고갈의 누적을 목표로 한다. 그런 다음 시리즈 사이에는 더 긴 휴식을 가진다.

왜 귀찮게 이런 방법을 사용하는가?

왜냐하면 회복은 여러 부분들에서 이루어져야 하기 때문이다. 여러 기능들이 회복되어야 하며, 각각의 기능은 각자의 속도로 회복된다. 앞서 언급했듯, CP는 빠르게 회복되고, pH(산성도)는 느리게 회복된다.

인터벌 시리얼 방법은 코치에게 단순한 인터벌이나 반복으로는 달성할 수 없는 방식으로 대사 작용을 맞춤화할 수 있는 기회를 제공한다. 사운드 엔지니어가 특정 주파수는 높이고 다른 주파수는 잘라내는 것처럼, 다른 유형의 피로는 조절하면서 선택한 유형의 피로를 밀어낼 수 있는 것이다.

나는 세포 연료를 빠르고 깊게 고갈시키고 싶었다. 답은 인터벌 시리얼 방법이라고 생각했다.

연구 분석

이러한 방법의 효과는 선수 코치들이 반복 스프린트 능력(RSArepeat sprint ability)이라는 것을 훈련시키는 것에서 찾아볼 수 있다.

RSA는 퍼포먼스 저하를 최소화하면서 중간에 거의 쉬지 않고(60초 미만) 여러 번의 짧은 스프린트(일반적으로 10초 미만)를 수행할 수 있는 능력을 의미한다. 대사적으로 이는 대중적으로 인기 있는 400m 인터벌 운동이나 '타바타' 같은 HIIT와는 완전히 다르다.

특히 러시아의 니콜라이 볼코프 교수, 호주의 폴 도슨Paul Dawson 박사 및 스웨덴의 폴 발섬Paul Balsom 박사에 의한 반복 스프린트 능력 연구는 속근 섬유에서 미토콘드리아를 구축하기 위한 목표 대사 상태를 생성하는 부하를 식별하는 데 매우 도움이 되었다. RSA 연구들은 미토콘드리아 생물속생성을 유발하는 훈련 부하를 발견하지 못했다. 이 연구들은 선수들이 최대에 가까운 스프린트 실력을 계속해서 유지할 수 있게 해주는 매개변수를 따랐다. 다행히도 이 연구들의 목표는 나의 연구와 밀접한 관련이 있었다.

RSA 연구자들은 여러 시리즈(연속 운동)의 총 스프린트 시간을 30초에 지속적으로 도달시켰다. 퍼포먼스는 그 시점까지 높은 수준을 유지했다. 예를 들어 30초마다 5회의 6초 벨로 스프린트(자전거 전력질주)를 수행한 후 8~10%의 피크 파워만 감소했다. 그러나 30초의 한계점을 넘자마자 속도와 파워가 급격히 떨어지고 산이 빠르게 축적되었다.

위 연구에서 보인 8~10% 파워 감소는 30초의 단일 벨로 스프린트 후 40~50% 감소가 관찰된 것에 비해 매우 적은 수치이다. 그리고 운동 강도(파워)와 CP 고갈 속도 사이에는 선형 관계가 있기 때문에 이러한 연구의 의미는 30초 훈련의 첫 10초가 아닌, 시리즈 훈련에서 30초 동안 CP 시스템을 강렬하게 실행할 수 있음을 의미한다.

그러나 한 가지 측면에서는 1회의 30초 스프린트가 우수한 경우가 있다. 바로 CP를 거의 완전히 소모하는 것이다. 총 30초에 걸친 몇 번의 운동으로 구성된 시리즈 운동도 거의 3/4 정도 CP를 고갈시킨다.

그리고 ATP를 1/3이나 고갈시키는 것도 놀라운 점이다.

겨우 1/3이라고 생각하는가? 하지만 이는 매우 높은 수치이다. 우리 몸은 ATP를 매우 보호하려 든다. 아무리 몰아붙여도 ATP를 20~40% 이상 고갈시킬 수는 없다.

우리 프로그램에서는 그 양으로 보자면 ATP를 가능한 많이 고갈시켰으며, CP를 상당히 고갈시켰다. 임무를 완수한 것이다.

속근 섬유에서 미토콘드리아 생물속생성을 발생시키는 적합한 숫자들에 대해 탐구하면서, 나는 또 다른 휴식을 추가했다. 나는 이란, 미국, 에스토니아에서 수행한 연구들(톰 클랜시 소설에 나오는 국가들 같지만)을 참고하였다. 이 연구는 기본적인 세포 메커니즘을 바탕으로 앞서 언급한 연구자들이 확인한 RSA 부하 매개변수를 뛰어난 이란 레슬링 선수의 훈련에 적용한 것이었다.

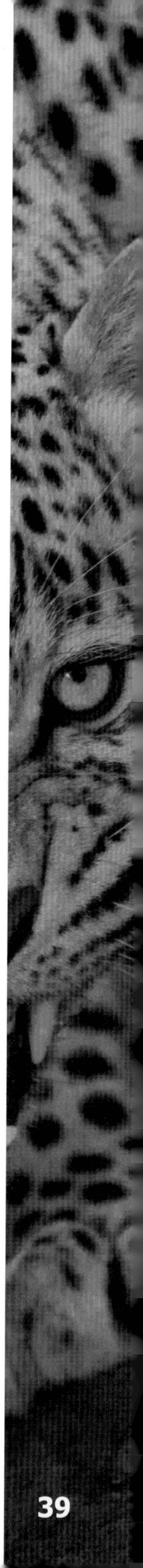

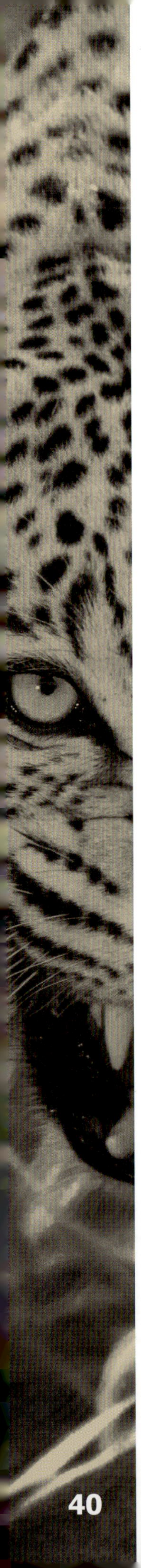

- 35m 스프린트(약 5초)
- 시리즈당 스트린트 6회
- 스프린트 사이의 10초 휴식
- 시리즈 간 3분 휴식
- 세션당 3~6개 시리즈 구성
- 일주일에 두 번 훈련

이 최고 수준의 선수들은 단 4주 만에 여러 면에서 큰 발전을 이루었다. 주어진 스피드에서 고갈에 이르는 시간은 거의 1/3 정도 증가하였다. 30초 속도 측정 테스트에서 피크 값 및 평균 파워는 크게 향상되었다. VO_2max 조차도 5% 이상 올랐는데, 이는 특히 '심폐 운동'을 지나치게 요구하지 않는 레슬러의 훈련 프로토콜임을 고려할 때, 꽤 높은 결과를 보인 것이다.

이 선수들의 테스토스테론과 테스토스테론-코티졸 비율은 상당히 증가한 반면, 코티졸은 감소한 경향이 있었다. 이것은 근육 형성뿐만 아니라 건강에 있어서도 좋은 소식이다.

나는 이 프로토콜을 StrongFirst 팀의 도움을 받아 투암 오버스피드/이센트릭(원심성) 케틀벨 스윙에 적용시킨 테스트를 수행하였다. 그 결과, 9세 소녀부터 숙련된 격투가에 이르기까지 모든 요소에서 훌륭한 결과들을 얻어 내었다.

결론

나는 대사 작용에 대해 분석하고 세트 길이를 다양하게 적용해보는 실험을 계속하였다.

만약 선택한 운동이 스프린트(단거리 질주)라면 운동 지속시간은 가속 단계인 6초 미만으로 제한되어야 한다. 선수가 최고 스피드에 도달하면 그 스피드가 아무리 높더라도 파워는 점차 떨어진다. 가속(속도의 변화)이 없으면 힘force도 없고, 따라서 파워도 없는 것이다.

단거리 선수는 일반적으로 멈춘 상태에서 최고 스피드까지 가속하는데 시간으로는 약 6초, 거리로는 50~60m 정도 걸린다. 대부분의 스포츠 경기에서는 30~45m 정도 필요하고 그렇지 않은 경우는 훨씬 짧은 거리가 된다. 이는 미식축구에서의 40야드 대시는 파워를 생산하는 대사 과정에 적합한 요건을 갖추긴 하지만 100m 스프린트에서의 대사 작용과 비교하면 극히 일부만이 기능한다는 것을 의미한다.

이 6초 미만의 시간 제한은 스윙 및 푸시업과 같은 비이동성 운동에는 적용되지 않는다. 즉 이 운동들의 경우에는 모든 반복에서 새로운 가속이 적용된다는 것이다. 우리는 총 20회 반복, 약 30초간의 스윙에서 서로 다른 세트 및 반복 조합을 실험하였다. 가장 효과적이고 사용자 친화적인 옵션은 5/4와 10/2로 밝혀졌다. 첫 번째 숫자는 반복횟수이고 두 번째 숫자는 세트를 나타낸다.

5/4

- 세트당 5회 반복
- 30초마다 한 세트 시작
- 시리즈당 4세트

10/2

- 세트당 10회
- 60초마다 한 세트 시작
- 시리즈당 2세트

우리는 시리즈 구성에서 다양한 세트 사이 휴식들을 적용해보고, 에드워드 폭스Edward Fox와 도널드 매튜스Donald Matthews 교수가 제시한 비젖산성 인터벌 훈련의 전통적인 가이드라인(1:3의 운동, 휴식 비율)을 선택하였다. 시리즈에 반복수가 아닌 인터벌이라는 개념을 적용하고 있음을 상기하라. 즉, 불완전한 회복을 취한다는 것이다.

우리는 CP 시스템 훈련 볼륨을 세션당 2분 30초 미만으로 제한하도록 권고하는 러시아 훈련 지침에 따라 총 100회 반복횟수, 20회×5개의 시리즈를 유지하였다.

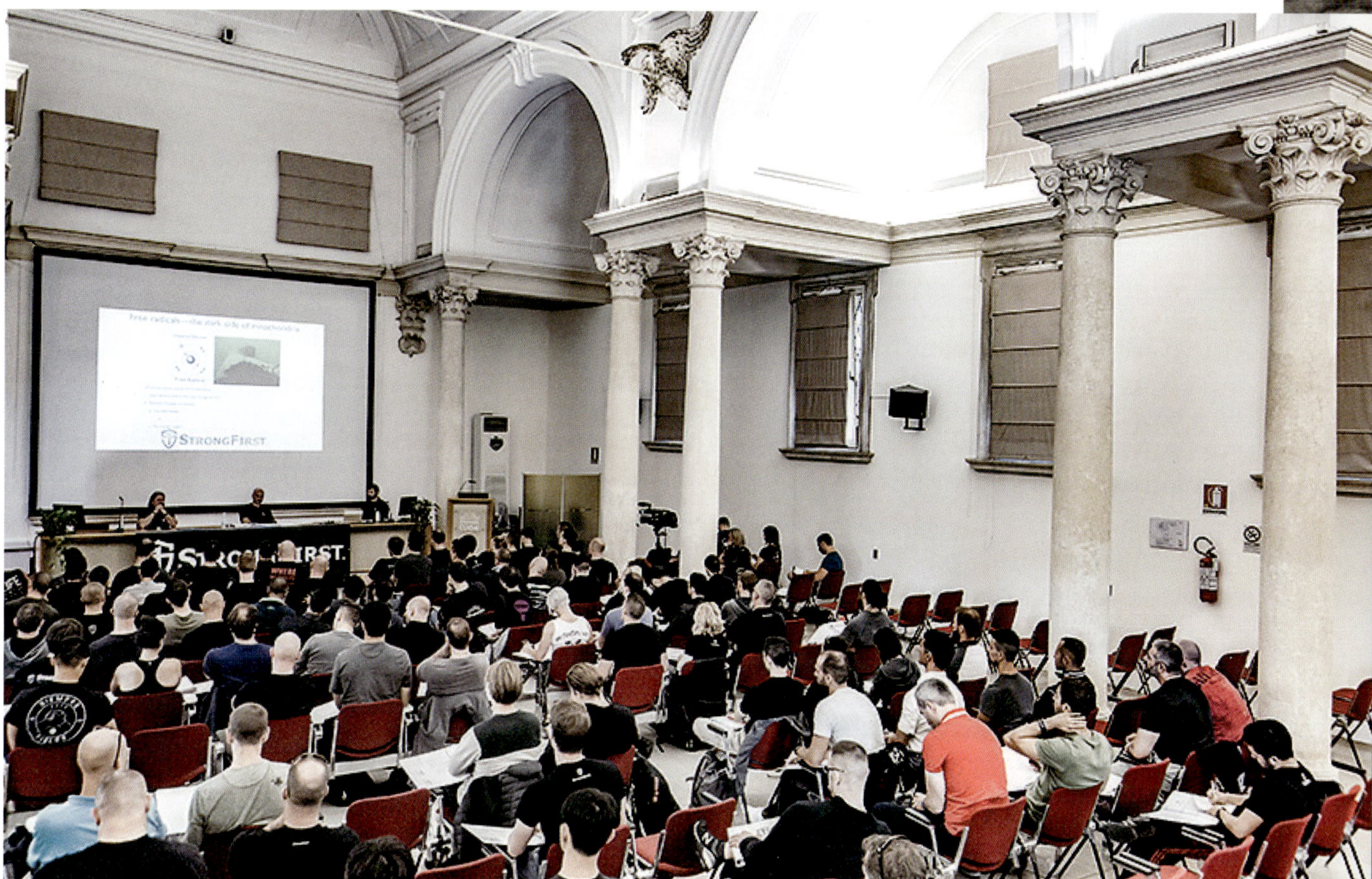

이탈리아에서 열린 Strong Endurance™ 세미나

RSA 연구를 통해 RSA 스타일의 스프린트 시리즈 훈련 사이의 휴식 시간은 3분 이상이어야 하며, 바람직하게는 4분 이상이어야 한다는 것을 알아냈다.

5/4 프로토콜을 연료 연소율을 극대화하고 더 깊은 고갈을 만들기 위해서는 10/2를 목표로 한다. 후자의 경우 산성도를 높이고 또한 근비대에서 WTHE(왓 더 헬 효과)를 발휘할 수 있을 것이라고 추측한다.

우리는 광범위하게 테스트를 진행하였다. 두 버전 모두에서 세트와 반복횟수 설정에 있어, 유사하게 우수한 퍼포먼스 결과를 얻었다. 예상대로 10/2는 근육을 빠르게 만들었지만, 5/4는 그렇지 않았다. 또한 10/2에서 체중 10파운드를 빠르게 증가시켰으나, 5/4로 전환한 후 새롭게 얻은 체중을 모두 잃었다는 보고도 있었다.

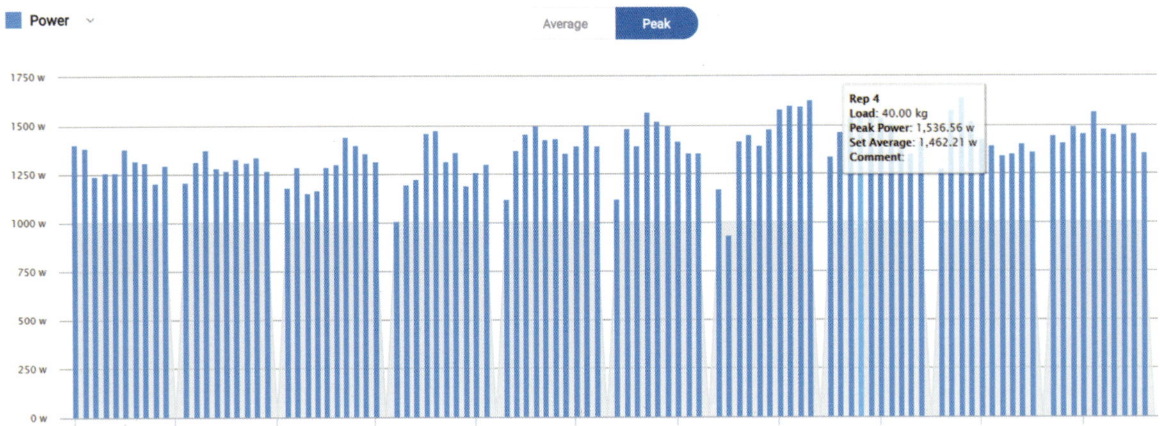

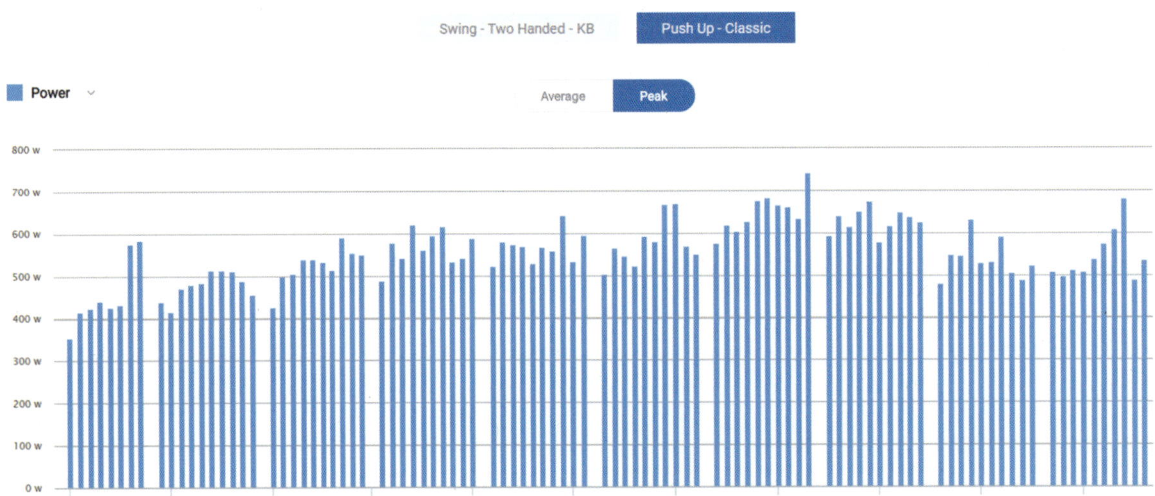

이 그래프는 투암 40kg 스윙과 팔굽혀펴기로 구성된 10/2×5 훈련을 Q&D 프로토콜로 수행한 숙련된 기르빅의 파워 피크값을 그린 것이다. 스윙 피크 파워는 끝으로 가도 떨어지지 않았다는 점을 보라. 사실, 이때 워밍업을 수행하지 않고 진행했기 때문에 파워값은 약간 올라가 보이는 경향이 있다. 푸시업을 보면 파워가 떨어지는 것이 보이긴 하지만 허용 범위 내에는 있다. 피험자는 시리즈를 한 번 더 수행했다면 의심할 여지없이 파워가 가파르게 떨어졌을 것이라고 말하였다.

파워를 얻는 것은 예상되었던 것이고 일반 스포츠와 격투 스포츠에서 스포츠 특성 지구력 향상 역시 이루어졌다. 그러나 일부 WTHE는 전혀 예상하기 힘든 것이었다.

SFG/SFB/SFL인 매튜 플래허티Matthew Flaherty는 콜로라도에서 100마일 이상의 산악자전거를 탔다. 그 후, 6주 동안 일주일에 두 번 033 스윙 프로그램을 추가하는 것 외에 훈련에 아무런 변화가 없었는데 그는 또 다른 자전거 이벤트인 Tour de Steamboat에 참가하였다.

Q&D로 분리된 두 번의 산악자전거 라이딩			
	라이딩 #1	**라이딩 #2**	**향상 수치**
거리	108마일	116마일	+8마일
고도	6890'	7110'	+220'
평균 수치	6~7% 경사도 3mph	7% 경사도 7.5mph	같은 경사도에서 +50% 빨라짐
라이딩 시간	14시간	9:52:10	4시간 이상 단축

보다시피, 두 번째 라이딩은 더 길고 가팔랐지만, 라이딩 시간은 4시간 일찍 완료하였다!

SFG인 에릭 프로하르트Eric Frohardt에게서 Strong Endurance™ 프로토콜을 접하게 된 콜로라도의 산악인 션 세웰Sean Sewell은 다음과 같이 썼다.

> Strong Endurance 매뉴얼에는 몇 가지 프로그램이 있었는데 내가 접한 두 프로그램은 033C와 044였습니다.[3] 이 프로그램들은 아름다운 단순함이 있고 비교적 쉽게 할 수 있습니다. 처음에는 이러한 프로그램에 필요한 긴 휴식 시간에 익숙하지 않았지만 얼마 지나지 않아 그 이점을 이해했습니다.
>
> 일주일 후, 나는 이미 체육관에서 연습중에 변화를 느낄 수 있었습니다. 안정 상태의 심박수가 몇 년 만에 처음으로 떨어졌습니다. 나의 스트렝스는 빠르게 올라갔습니다. 훈련 후에도 피곤하지 않았고 더 많은 에너지를 얻었습니다. 033C 및 044 프로토콜이 끝날 즈음의 데이터는 극명한 변화를 보였습니다. 안정 상태의 심박수resting HR는 72에서 56으로 감소했습니다. HRV는 60초에서 80초(때로는 90초)로 바뀌었고 스트렝스는 빠르게 향상되었습니다. 제가 다루던 중량은 20kg에서 32kg으로 바뀌었습니다.
>
> 그러나 이러한 빠르고 강렬한 수련은 12,000피트 이상의 하이킹 시간에는 긍정적인 영향을 미치지 못한 것 같다고 생각했습니다. 테스트를 위해 나는 친구와 함께 4시간 동안 하이킹을 하기 위해 내가 가장 좋아하는 스키장으로 향했습니다.
>
> 높은 고산 호수에 도착한 후 우리는 간식을 먹기 위해 멈췄습니다. 그제서야 저는 Strong Endurance 프로토콜이 얼마나 효과가 있는지 깨달았습니다. 체격이 건장한 나의 하이킹 파트너를 보았을 때, 힘든 하이킹을 한 사람이라면 누구나 그렇듯 숨이 헐떡이고 있었습니다. 그때 깨달았습니다. 이 훈련은 효과가 있구나!

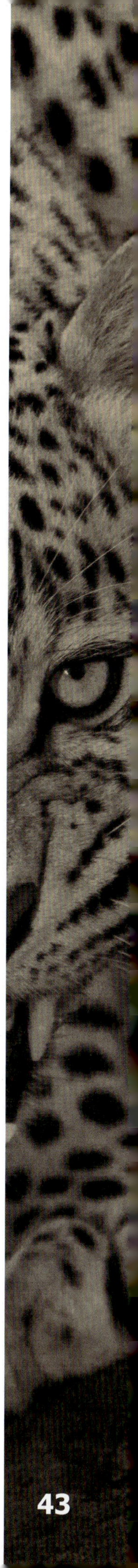

[3] The StrongFirst Experimental Protocol 044는 스내치 버전의 Q&D이다.

PART III: 파워 드릴

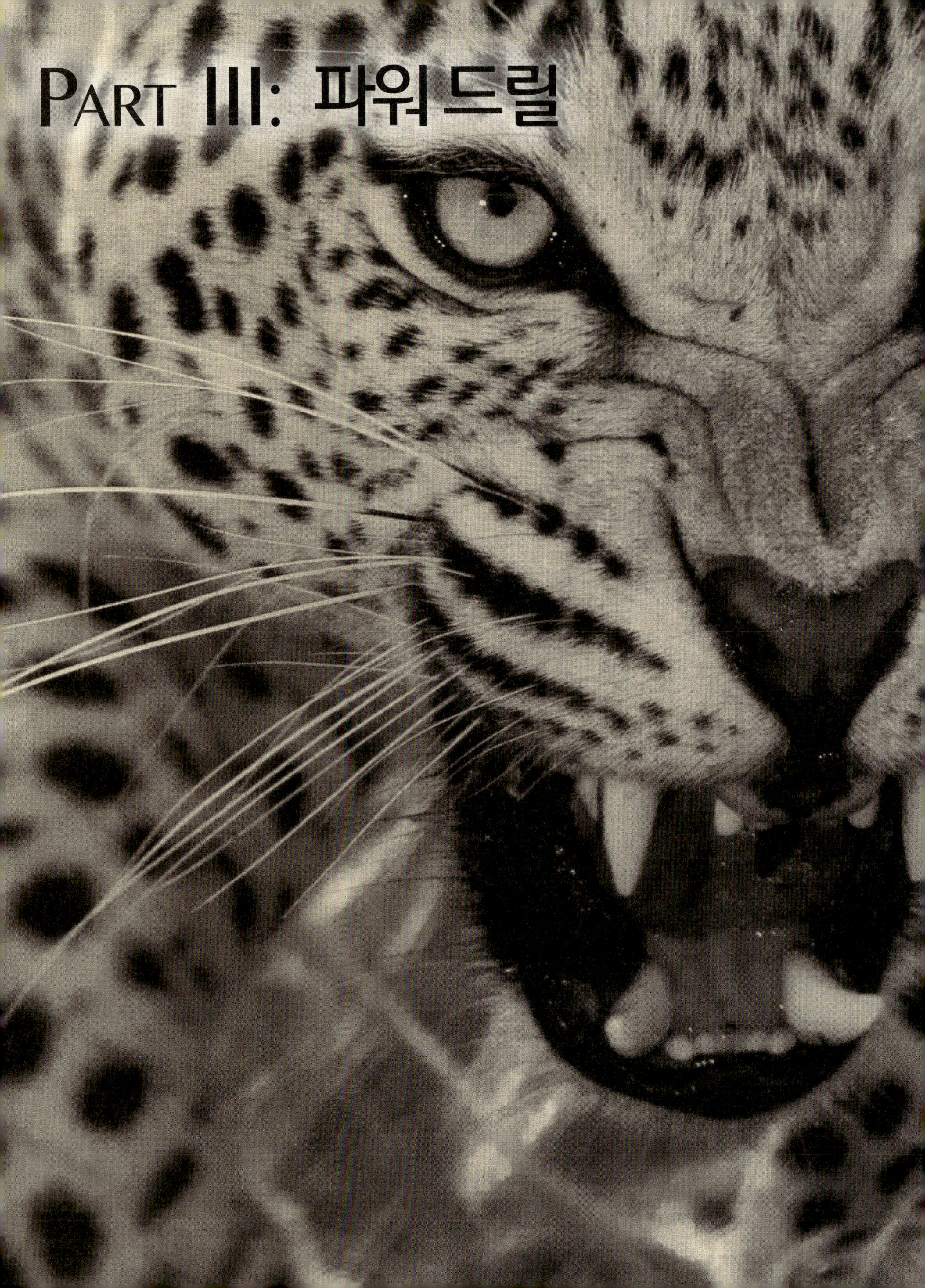

파워 드릴 선택

많은 인기 있는 미니멀리스트 훈련 프로그램은 세 가지 리프팅 운동으로 구성되어 있다. 다리 세 개짜리 의자가 가장 안정적이고 재즈 무대에 어울리기 때문인 것 같다. 하지만 할리 데이비슨 오토바이가 있는데 왜 의자에 앉겠는가? 빨리 달리고 싶다면 바퀴 두 개면 충분하다.

몇 년 전부터 나는 초미니멀리스트 프로그램은 밀고 당기는 운동, 혹은 힙 힌지 동작이 들어가는 두 가지 리프팅만 있어야 한다는 결론에 도달했다.

> 데드리프트에 사이드 프레스를 더한 '파워 투 더 피플!'
>
> '러시안 케틀벨 챌린지'에서의 스내치+벤트 프레스
>
> '엔터 더 케틀벨!'의 스내치+밀리터리 프레스
>
> '엔터 더 케틀벨!'과 '케틀벨 심플 앤 시니스터'에서의 스윙+겟업
>
> '퀵 앤 데드'에서의 ****** + ******

시니어 SFG인 스티브 프레이데스Steve Freides는 StrongFirst 포럼에 다음과 같은 제목의 글을 올렸다.

> 균형 잡혀야 한다는 것은 과대평가되었다. 리프팅 프로그램이 모든 '인간의 기본적인 움직임'을 다루어야 한다는 생각은 근본적으로 결함이 있다. 최소한 자주, 가능한 다양한 방식으로 움직여야 하지만 이러한 점이 모든 가능한 움직임 패턴에 무거운 부하를 가해야 한다는 뜻은 아니다. 리프팅 프로그램은 그 프로그램에서 필요한 점들을 획득하기만 하면 되며 단 두 가지 운동만을 포함해야 한다. 리프팅 프로그램에서 균형을 맞출 필요는 없다. 삶이 균형을 맞출 것이다.

스티브는 훈련을 미니멀리스트 개념으로 고수하고, 올라운드 리프팅all-roung lifts 대회에 출전하면서 균형을 유지한다.[4] 프레이데스는 '스타인본 리프팅Steinborn lift'과 '인맨 마일Inman mile' 같은 이색적인 분야에서 세계대회와 미국에서 20개 이상의 마스터 기록을 보유하고 있다. 스타인본 리프팅은 플랫폼 위에 있는 바를 들고 시작하는 것을 제외하고는 파워 리프팅 스쿼트와 비슷한 리프팅이다. 리프터는 복잡한 몸 동작을 통해 바벨을 어깨에 올리고, 평행 아래로 스쿼트 한 다음, 들어 올릴 때와 동일한 방식으로 바벨을 플랫폼으로 정중하게 되돌려야 한다. 인맨 마일은 어깨에 체중의 150% 중량의 요크 장비yoke sitting를 얹고 걸어가는 죽음의 행군이다.

마이크 프리보스트Mike Prevost 박사는 다음과 같이 동의하였다.

> 이 접근법은 정말 효과적일 수 있습니다. … 몇 차례의 힌두 푸시업, 체중 스쿼트, 요가 자세들, 약간의 전력질주, 유연성 운동, 균형 운동(외줄타기와 같은), 많이 걷기, 몇몇 낙법 연습, 수영 등이 이러한 접근에 포함됩니다. …

게다가 엄선된 케틀벨 운동으로 인해, 겉보기에 무관해보이는 많은 현상들에 적용되는 전이 효과들을 감안할 때, 당신의 미니멀리스트 프로그램이 정말 불균형하다고 생각하는가?

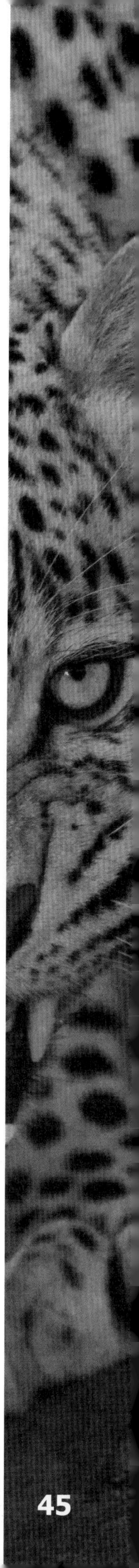

[4] 자세한 내용은 올라운드 리프팅 연맹 사이트 usawa.com/about-us 및 iawa.uk/about을 참조하라.

다음은 내가 승리의 원투 콤비네이션인 Q&D로 도착하게 된 이유를 설명한 것이다.

효율성을 위해, Q&D 운동들은 **많은 근육 그룹**이 참여해야 하며 **넓은 전이 효과와 많은 WHTE**을 보여준 운동들이어야 한다.

우리가 선택한 드릴들은 **파워를 최대한으로 출력**할 수 있는 것들인데, 이는 가속을 위한 움직임 거리가 충분한 **긴 움직임 가동범위**를 가진 운동들이어야 한다는 뜻이다.

이러한 측면에서 케틀벨 클린은 Q&D 훈련에 적합하지 않다. 왜냐하면 클린은 가동범위가 작은 운동이기 때문이다. 클린은 파워보다는 스트렝스를 키우기 좋은 움직임이다.

또한 느긋한 케이던스cadence와 반복 사이에 휴식이 권장되는 순수한 파워 훈련과는 달리, WHTE를 추구하는 Q&D 드릴들은 빠른 템포로 진행되어야 한다. ATP와 CP를 가능한 빨리 고갈시켜야 하는 조건에 부합하기 위해 높은 RPM이 부과되어야 한다.

최대 파워와 빠른 케이던스는 서로 상충된다는 점을 이해하라. 이는 마치 스프린터의 보폭 거리와 보폭의 빈도와의 관계와 비슷하다.

빠르게 펀치를 내지르는 조합을 쓰는 복서의 주먹으로는 한 방에 녹다운시킬 수 있는 펀치가 나올 수 없다.

높은 케이던스로도 파워가 새어나가는 예로는 '나치 스타일'의 케틀벨 스내치이다. 이 스타일에서 보이는 '락아웃'은 필요한 정도의 높은 템포에 도달하지 못한다.

대사 작용의 전제 조건에 대한 우리의 이해에 따르면, 파워는 무엇보다 우선되어야 한다. 즉, **파워를 줄이거나 움직임 범위를 줄이지 않는 선에서 가능한 높은 수준**을 사용해야 한다.

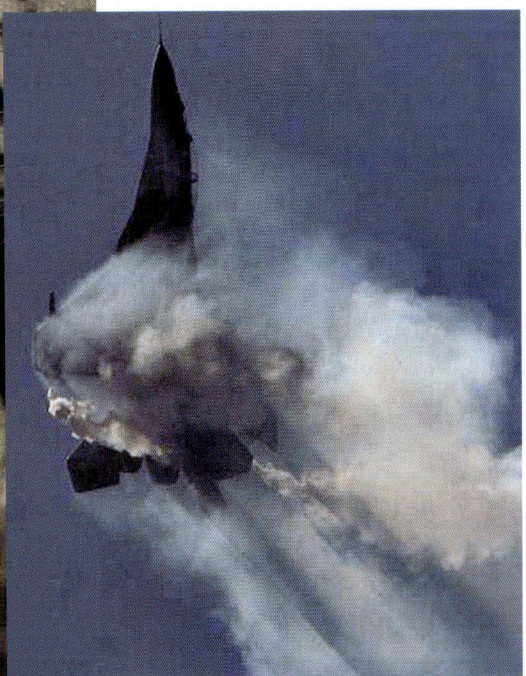

극한의 성능을 발휘하는 MiG-29 전투기의 곡예비행, '푸가체프의 코브라'

이러한 이유에서 케틀벨 스윙과 스내치는 오버스피드 이센트릭 움직임을 만들어낼 수 있기에 Q&D에 적격인 운동이 된다.

멜 시프Mel Siff 박사는 다음과 같이 이 하이 컨셉 테크닉high-concept technique에 대해 설명하였다.

'중량'을 천천히 내리거나 중력 가속도에 의해 떨어뜨리는 대신, 의식적으로 '중량'을 가능한 빠르게 아래로 당겨 내리고, 강력한 구심성 움직임으로 '중량'을 위쪽으로 가속시키기 위해 가능한 재빠르게 아래로 내려가는 동작을 멈춘다. …

대부분의 폭발적인 운동, 뎁스 점프depth jump 및 저크와 같은 매우 정교한 운동의 경우 하향 가속도는 1G(지구의 중력)로 제한된다. 하지만 케틀벨 스윙과 스내치는 그렇지 않다. 경험이 풍부한 SFG 지도자는 24kg 케틀벨로 항상 10G를 당긴다. 이를 비교하자면, 전투기 조종사는 낙하에 빠져나올 때 순간적으로 최대 9G를 경험한다고 한다.

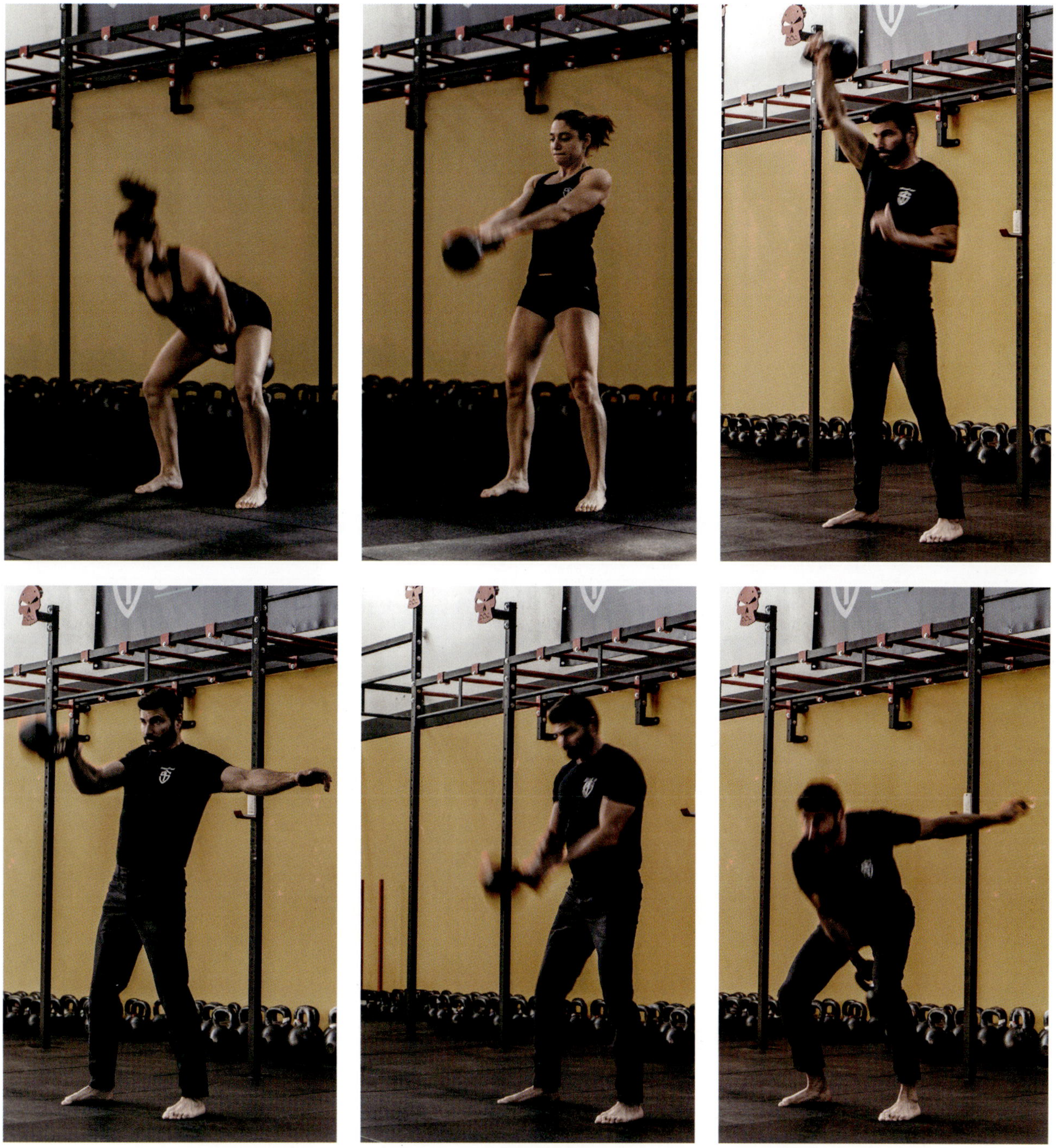

오버스피드 이센트릭 스윙과 스내치. 1G의 중력에 만족하지 않는 노련한 하드스타일 기르빅은 강렬하게 수영을 할 때와 같은 팔 동작으로 케틀벨을 최대 10G까지 가속시킨다.

오버스피드 이센트릭 동작의 이점은 놀라우면서도 다양하다. 점프하는 기량, 터치 앤 고 반응 능력, 회복력, 스트렝스, 그리고 근비대, 이런 요소들 중 대부분에 대해서는 이미 언급하였다. 한 가지를 빼놓고.

오버스피드 원심성 스윙과 가벼운 무게~적당한 무게를 사용한 스내치는 속근 섬유에서 미토콘드리아 생물속 생성을 촉발하는 대사 작용을 유도하는 데 제격이다. 이 운동들은 최대 파워와 매우 높은 템포 모두를 가능하게 한다. 즉, 연속으로 빠르게 녹아웃 펀치를 내지를 수 있는 모순적인 조합을 만들 수 있다.

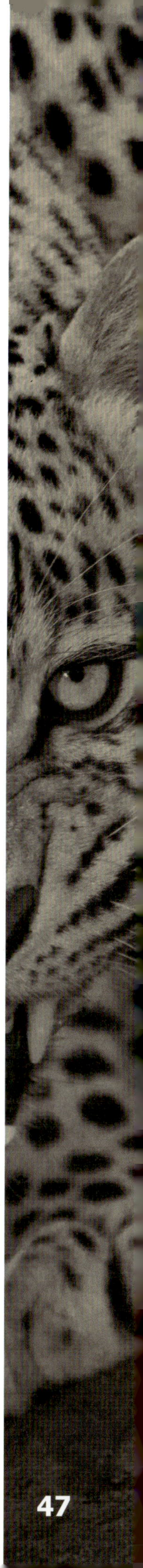

파워 드릴을 선택할 때는 반드시 **동일한 근육 그룹에 지속적으로 부하를 가하는** 운동이어야 한다는 점이 중요하다.

예를 들어 케틀벨 스윙의 경우 후면사슬이 끊임없이 일을 하게 만드는 운동이다. 햄스트링은 스윙의 바닥 자세에서 더욱 작용하고 둔근은 톱 자세에서 더욱 작용하지만 두 근육 그룹 모두 스윙 내내 그다지 휴식을 취하고 있진 않다.

이와는 대조적으로, 스내치에서는 케틀벨이 중간쯤 올라가면 등의 상부와 삼두근이 일하지만 하체는 휴식한다.

그럼에도 불구하고, 스내치가 가진 단점은 매우 긴 움직임 궤도로 인한 엄청난 파워 출력이 스윙의 두 배나 생기기에 보완된다. 스내치 도중에 생기는 상체와 하체에 생기는 휴식은 매우 짧게 이루어진다.

클린 앤 저크(C&J)는 위의 두 운동과는 다르다. C&J는 내가 생각할 수 있는 어떤 리프트보다 더 많은 근육 그룹이 동원되는 운동이지만, 롱 사이클 운동(딥, 드라이브, 세컨드 딥, 락아웃, 딥, 그리고 캐치)은 훈련자를 혹사시키지 않는 방식으로 근육 그룹간에 작용을 전달한다. 여러 단계로 진행되는 C&J의 특성은 세포 연료의 고갈을 늦춘다. 이는 일부 유형의 훈련(예: 고전적인 소련 항당분해 프로토콜)에서는 엄청난 자산이지만 최대한 빨리 물질들을 사용하려고 할 때는 불리하게 작용한다.

반면, 원암 '바이킹' 푸시 프레스(VPP)는 많은 여성들에게 적합하지 않기 때문에 Q&D에서는 선택되지는 않았지만 Q&D의 전제 조건을 충족하는 운동이다. VPP를 다른 케틀벨 푸시 운동들보다 우월하게 만드는 것은 높은 케이던스를 유지하는 능력이다.

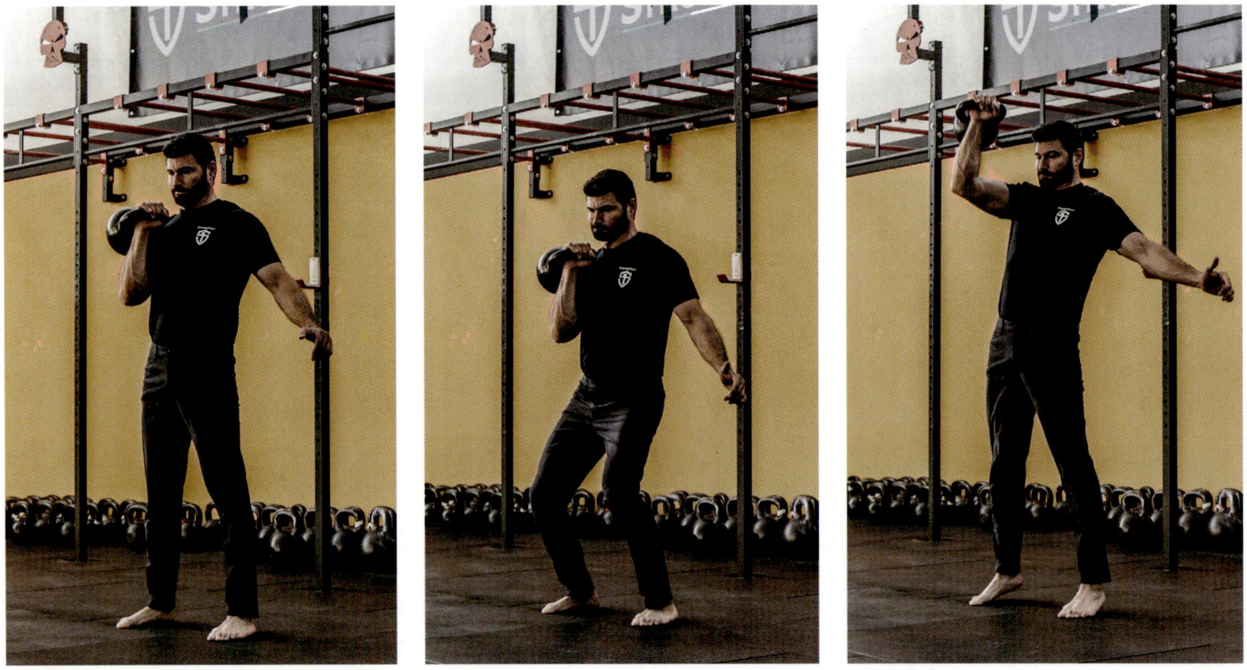

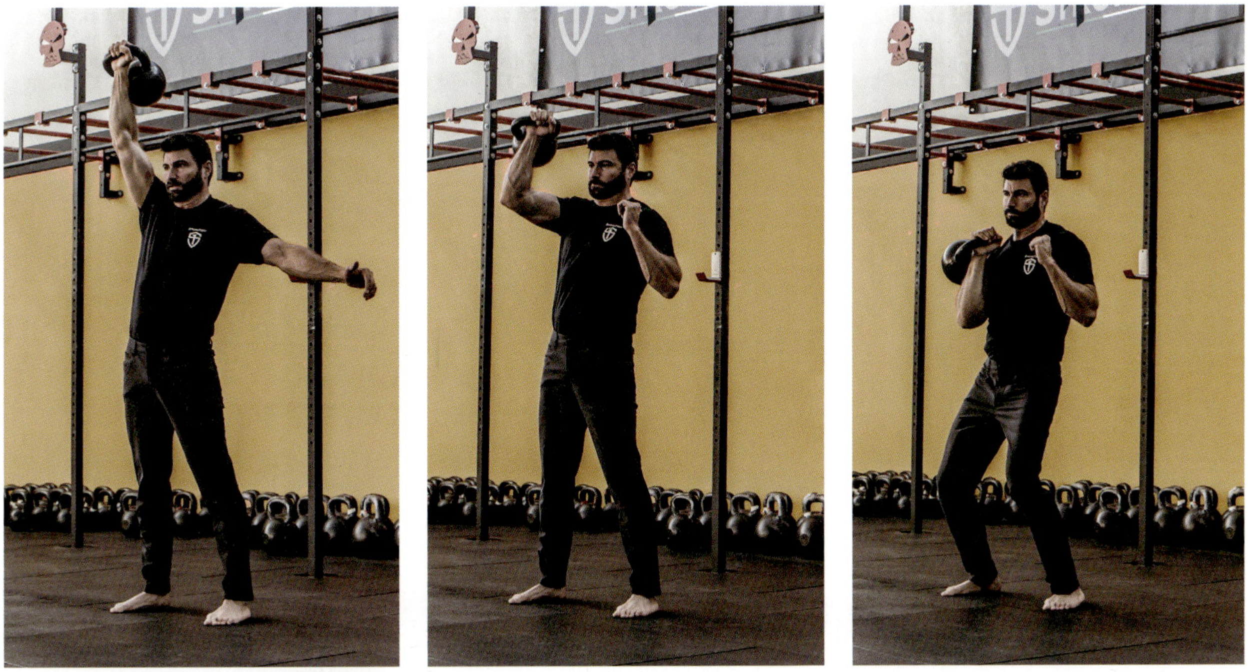

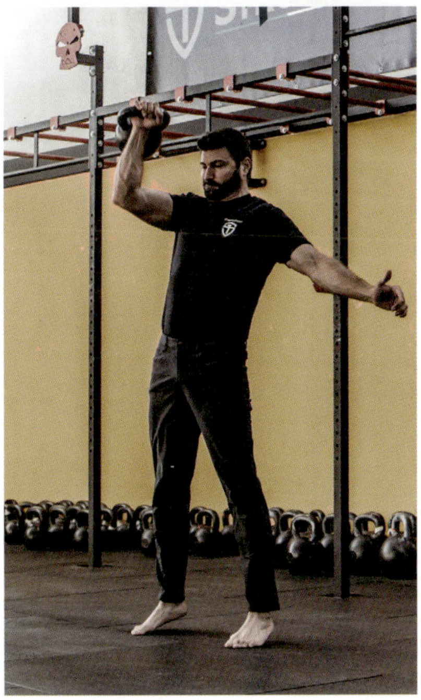

VPP를 수행하려면 평소처럼 첫 번째 반복에서는 푸시 프레스를 하고, 그 다음 케틀벨을 가슴으로 떨어뜨리는데 무릎을 '딥'하여 충격을 흡수한 다음 즉시 다음 반복을 위해 자세를 재설정하지 않고 다시 케틀벨을 위로 쏜다.

반면에 더블 VPP는 Q&D에 최적화되어 있지 않다. 대퇴근에 맞는 무게는 삼두근에 맞는 무게에 비해 너무 가볍다.

클래식한 푸시 프레스에서는 추가적인 무릎 딥이 템포를 늦춘다.

엄격한 밀리터리 프레스도 적합하지 않은데, 속도감 있게 동작하면 케틀벨이 흔들리기 때문이다.

이 운동들은 모두 훌륭한 운동들이긴 하지만 Q&D를 위한 것은 아니다.

플로어 푸시업은 Q&D 밀기 운동에서 선택할 수 있는 옵션이다.

이는 클래식하면서도 누구나 보편적으로 사용할 수 있는 운동이다.

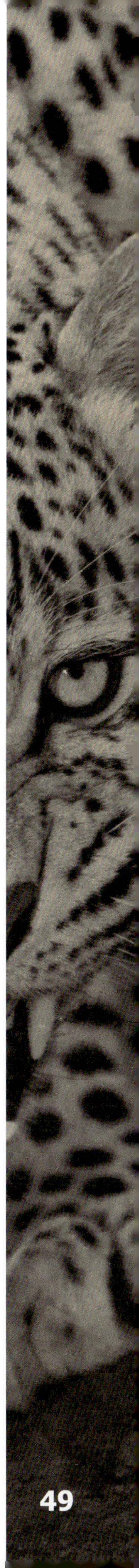

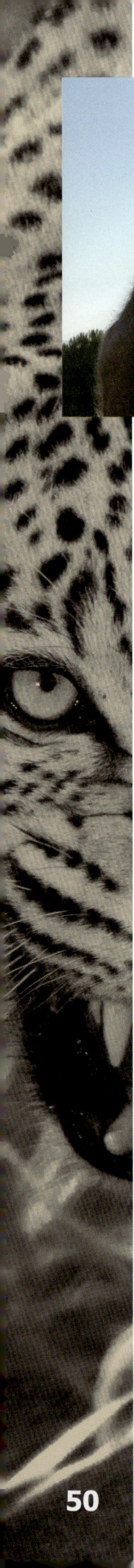

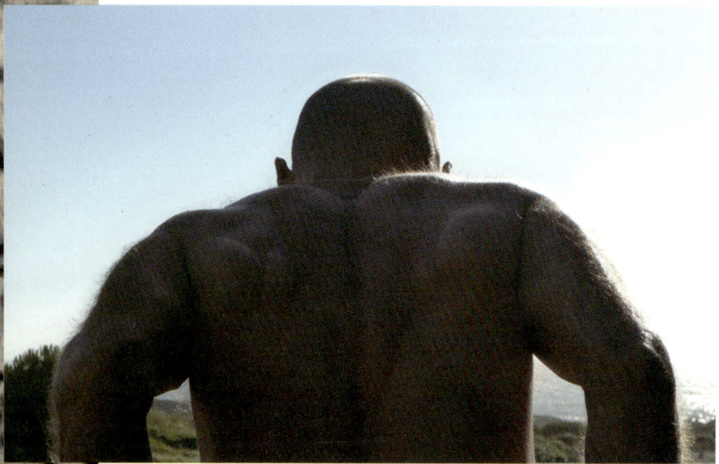

패러럴 바 딥스는 나의 Q&D 푸시 요소를 위해 선택한 것이다.

논쟁의 여지가 있는 패러럴 바 딥스 역시 움직임을 수행할 수 있는 어깨를 가진 사람들에게는 훌륭하게 적용할 수 있는 운동이긴 하지만 Q&D는 평등주의적인 관점에서 '파워 투 더 피플!(만민에게 파워를)'을 추구하는 접근을 고수하기에, 딥스는 최종 평가를 통과하진 못했다.

Q&D를 위한 드릴들은 스포츠 경기, 전문성을 위한 요구도, 그리고 삶에서 마주하는 도전과제들을 위한 항취약성anti-fragility과 전이 효과를 위해 **탄도성 요소**ballistic component를 갖춰야 한다. 다시 말해, 벨로 에르고미터 스프린터 같은 운동을 이용해도 당신의 미토콘드리아를 만들 수 있긴 하지만 부수적인 이익은 얻지 못할 것이란 점을 생각해야 한다.

반면, (적어도 자신의 몸무게만큼의 중량을 사용하여) 너무 많은 탄도성 부하를 사용하는 것은 정형외과적 문제를 야기할 수 있다. Q&D를 위한 드릴들은 매주 **수백 번의 반복을 안전하게 할 수 있는** 것들로 선택해야 한다. 그러므로 뎁스 점프, 그리고 많은 횟수의 모든 종류의 점프 운동들도 제외해야 한다. (그렇지 않으면) 당신은 연간 약 10,000회의 동작 반복을 보게 될 것이며 무릎과 발은 당신을 원망할 것이다.

요약하자면, Q&D를 위한 운동들은 다음과 같은 까다로운 요건을 충족해야 한다.

- ✓ 많은 근육 그룹을 동원해야 함
- ✓ 전이 효과의 폭이 넓어야 함
- ✓ 많은 WTHE들을 생산해야 함
- ✓ 동작의 범위가 길고 파워를 최대한 출력할 수 있어야 함
- ✓ 파워나 동작 범위를 줄이지 않고 높은 케이던스를 가능하게 함
- ✓ 같은 근육 그룹들에 지속적으로 부하를 가해야 함
- ✓ 탄도성 요소를 가지고 있어야 함
- ✓ 매주 수백 회의 반복을 안전하게 수행 가능해야 함

그리고 이러한 요소들을 통과한 운동들은… 스윙과 푸시업이다.

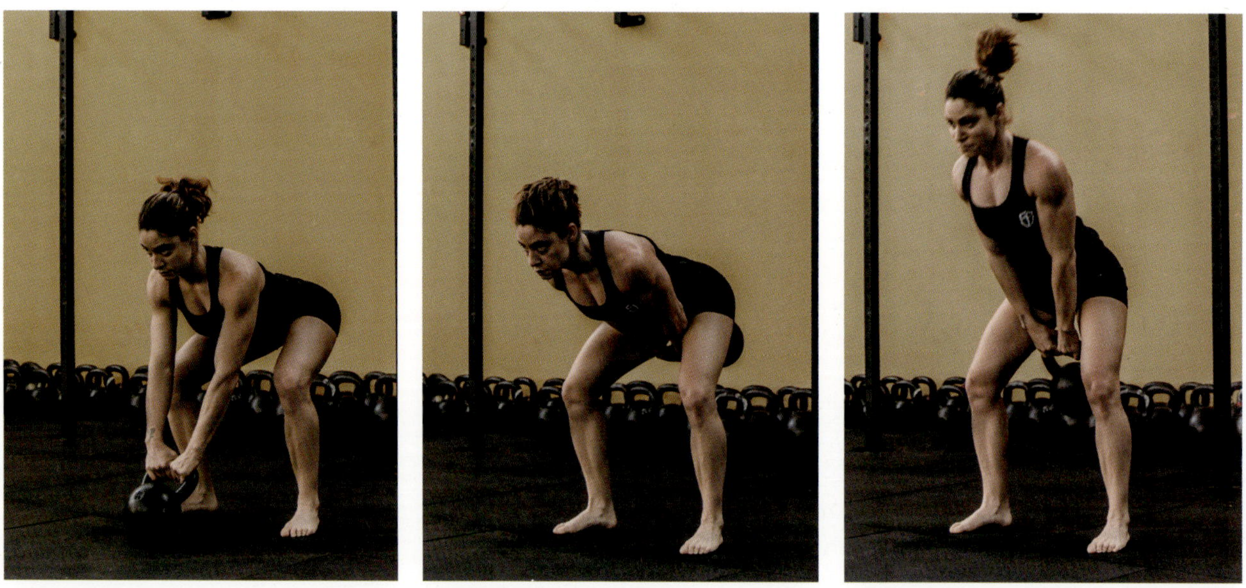

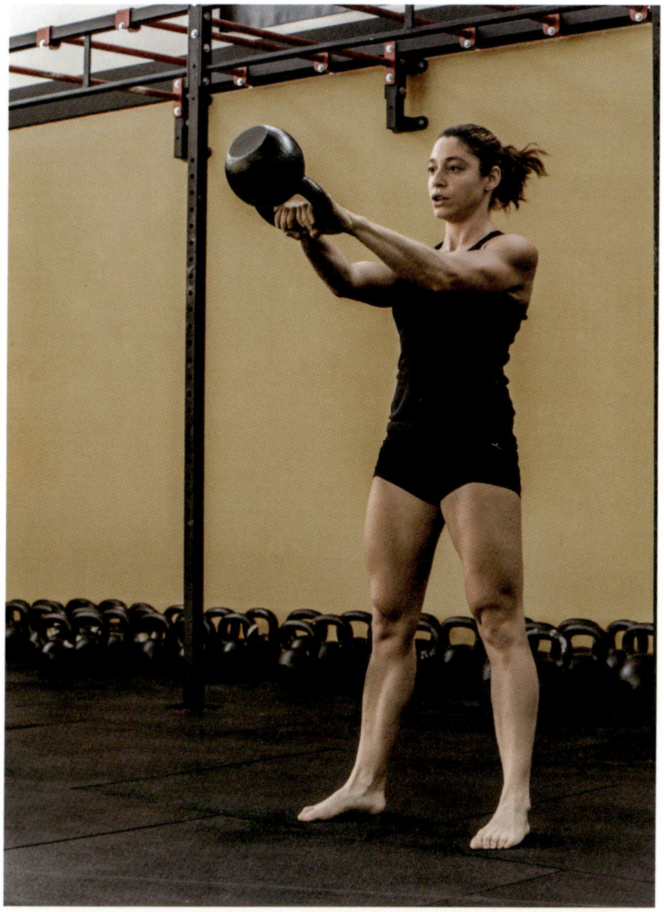

일라리아 스코프체, SFG/SFB.

“하드스타일 스윙은 격투 스포츠를 수련하는 선수에게 매우 중요한 운동입니다. 권투에서 힘은 땅에서 시작하여 다리를 따라 올라갑니다. 둔근으로 엉덩이가 회전하고, 힘은 코어를 통해 팔로 전달되어 마침내 타격을 가하는 곳으로 이동합니다. 스윙을 통해 엉덩이 스냅과 코어를 폭발적으로 훈련시킬 수 있으며 케틀벨 띄우기float는 복싱의 잽 기술과 관련이 있습니다.”

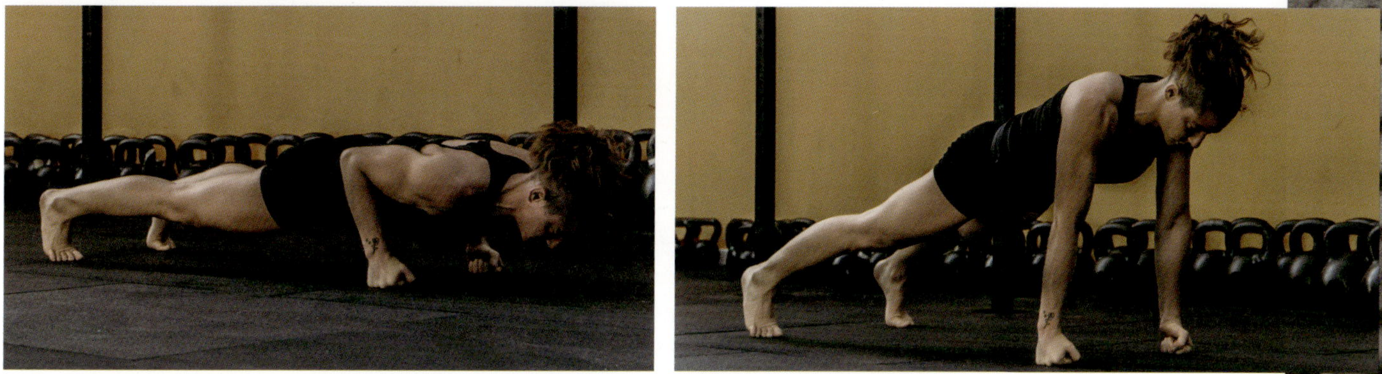

‘Q&D에서 푸시업은 폭발적으로 수행된다. 이 움직임은 동작 시작에서의 가속과 마지막에서의 수축 및 긴장 측면에서 펀치 타격과 유사하다.’

스내치는 좀 더 특별한 운동인데, 이에 대해서는 나중에 더 많은 이야기를 할 것이다.

스윙: 투암으로 할 것인가? 원암으로 할 것인가?

두 스윙은 각각의 장점이 있다. 투암 스윙은 더 높은 파워와 높은 케이던스를 가능하게 하는 반면, 원암 스윙은 그립, 광배근, 중둔근 및 양측성 운동에서는 다루지 못하는 것들을 다루게 해준다. Q&D에서는 두 스타일 모두 사용한다.

185파운드 체중으로 장비 없이 485파운드 데드리프트를 뽑는 시니어 SFG인 크레이그 마커Craig Marker 박사는 3개월간 033 프로토콜을 이용한 투암 스윙 10회×세트(들) 훈련을 진행하였다. 그는 40kg 케틀벨로 스윙을 하였는데, 이 무게는 그가 최대 파워를 생산할 수 있게 하는 무게였다.

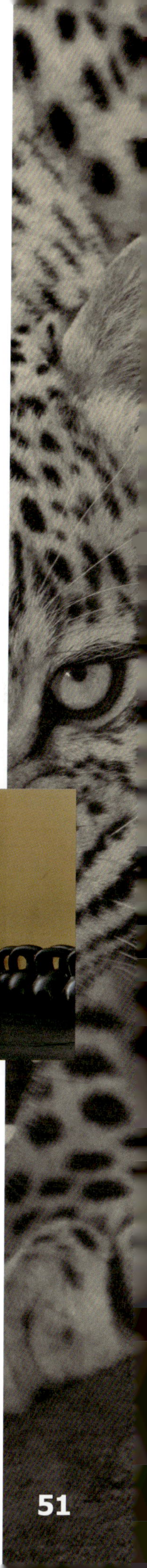

훈련에서는 스내치를 거의 하지 않았음에도 불구하고, 그는 택티컬 스트렝스 챌린지[5](TSC)에서 32kg 스내치 5분/100회 PR을 달성하였는데, 이는 스내치를 목적으로 한 훈련에서도 훌륭한 결과였으나, 그런 의도가 없었다는 점을 고려하면 엄청난 퍼포먼스를 보여준 것이다. Q&D는 심폐 능력을 몰아붙이는 훈련이 아니며 40kg 투암 스윙은 32kg 원암 스내치만큼 그립을 힘들게 하진 않는다.

크레이그는 지난 6개월 동안 정확히 두 차례의 데드리프트를 하고도 데드리프트 PR을 기록하였다. 게다가 두 번 모두 학생에게 기술적 시범을 보이기 위한 매우 가벼운 중량이었다.

그는 또한 훈련에서 풀업을 넣지 않았음에도 22파운드 추가 중량을 달고 기술적으로 뛰어난 19개의 택티컬 풀업(자세에 매우 엄격하고 바가 목에 닿는)을 하였다.

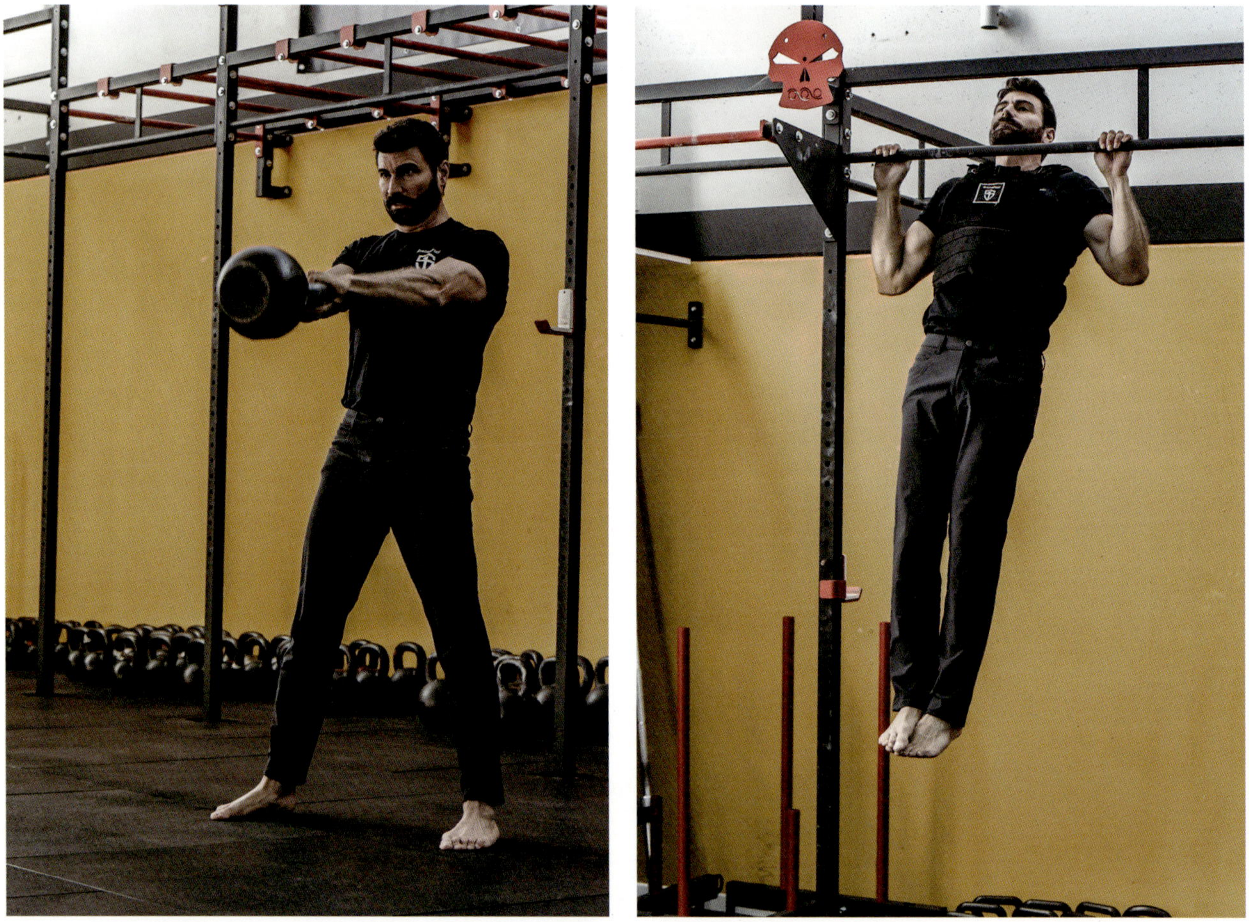

투암 케틀벨 스윙을 사용한 Q&D 프로토콜은 훈련에 풀업을 포함하지 않고도 마커 박사가 19회의 택티컬 풀업(자세에 매우 엄격하고 목이 바에 닿는)을 22파운드 추가 중량을 달고도 수행할 수 있게 하였다. 그는 5.11 Tactical®의 웨이티드 베스트를 입고 택티컬 풀업의 올바른 마무리 동작을 시연하고 있다.

마커 박사는 또 다른 WTHE들을 경험했다. 그의 유리 테스토스테론free testosterone 수치는 6주간의 Q&D 후 110units으로 올랐는데, 이는 놀라운 일이 아니었다. 어떻게 된 것인지 크레이그의 생체시계는 뒤로 감겨졌다. 텔로미어telomere 검사를 기준으로 볼 때, 033 프로토콜 이전에 그는 운전면허증의 나이보다 8살 정도 어린 생체 나이를 보였다. 그리고 6개월간 Q&D 훈련 말고는 다른 라이프스타일의 변화가 없었는데 그의 생체 나이는 14살이나 젊어졌던 것이다.

[5] Tactical Strength Challenge에 대한 자세한 내용은 strongfirst.com/achieve/tactical-strength-challenge/를 참조하라.

이 모든 것을 고려하여 우리의 미니멀리스트 운동 선택에 채택된 것은 전통적인 원투 콤비네이션인 스윙과 파워 푸시업이다.

스내치는 울트라 미니멀리스트를 위한 대체적 Q&D 선택지에서 채택된다. 스내치의 경우 밀고 당기는 움직임 모두를 커버하는 운동이다.

왜 스내치를 '정식' Q&D 프로그램으로 선택하지 않았는가? 그 이유는 일부 사람들은 이 고난이도 운동에서 요구되는 적절한 가동성과 안정성을 충족시키는 어깨를 가지기 어렵기 때문이다.

그러나 당신이 모든 요건을 충족시킨 사람이라면, 몇몇 중대한 WTHE들을 획득할 수 있을 것이다.

만약 이 책을 읽는 당신이 오래전에 케틀벨 스내치를 마스터했다면, 이미 알고 있는 내용을 설명하기 위해 시간 낭비를 하지 않겠다. 내가 강조하고 싶은 Q&D 스내치로 발생하는 두 가지 특별히 특이한 WTHE들은 다음과 같다. 바로 밀리터리 프레스와 풀업 스트렝스가 향상되는 것이다.

수년에 걸쳐 많은 SFG 지도자들은 상당한 볼륨의 헤비 스내치들을 통해 밀리터리 프레스를 향상시키거나 최소한 유지하였다. 여기에 더하여 인상적인 등 상부와 어깨 근육의 발달을 보였다. 그러나 Q&D(플랜044)의 몇몇 참가자들은 결국 그들이 스내치했던 것보다 훨씬 더 무거운 중량을 프레스하게 되었다.

SFG 팀리더인 마이크 토레스Mike Torres는 다음과 같이 보고했다.

> 나는 플랜 044를 주당 3일씩 꾸준히 하고 있었는데, 28kg으로 시작하여 때때로 32kg으로 하곤 했다. 어제 나는 오랜만에 케틀벨 프레스를 하고 싶다는 생각이 들었다. 참고로 내가 체중 절반 프레스인 36kg 프레스를 거의 9개월 동안 열심히 훈련했을 때도 한쪽만 가능했다. 당시에 나는 운이 좋았다고 생각했다. 그 이후로는 고중량이나 고볼륨으로 프레스 훈련을 하지 않았다.
>
> 다시 어제로 돌아와서 보니, 웬일인지 36kg 케틀벨이 작아보였다. 그래서 나는 그걸 프레스할 수 있겠다는 자신감에 충만해져서 끌고 나왔다. 오른팔로 쉽게 밀어냈는데(전혀 힘들지 않게) 이런 일은 처음이었다. 그러고 나서 왼팔로도 쉽게 밀어냈다. 이는 마치 케틀벨이 첫 반년 동안 너무 많은 프레스를 해왔던 것을 비웃는 것 같았다.
>
> 스내치를 함으로 인한 WTH 효과가 본격적으로 나타난 것이다! 이는 매우 흥미진진한 일이다. 왜냐하면 Strong Endurance Plan 044에서 기대했던 일이 아니었기 때문이다. 나는 분명 상체 근육(승모근과 삼두근)이 발달되었다. 그립도 더 강하게 느껴진다.

숀 리드Shawn Reed는 6주 동안 스내치 전용 플랜 044를 실행했다.

	사전 테스트	6주 후 테스트
30초간 32kg 스내치 횟수	왼쪽 15회, 오른쪽 15회	왼쪽 18회, 오른쪽 18회
48kg 밀리터리 프레스 RM	왼쪽 0회, 오른쪽 1회	왼쪽 2회, 오른쪽 3회
풀업, 1RM	32kg	48kg
체중	233파운드	239파운드

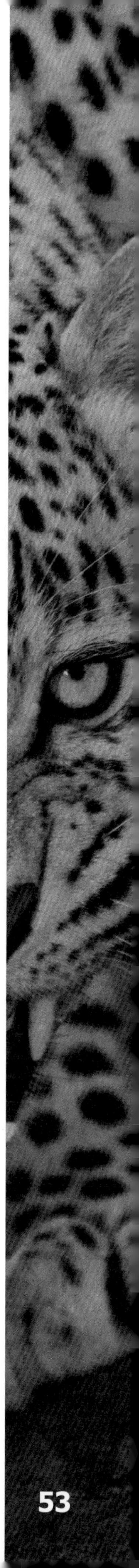

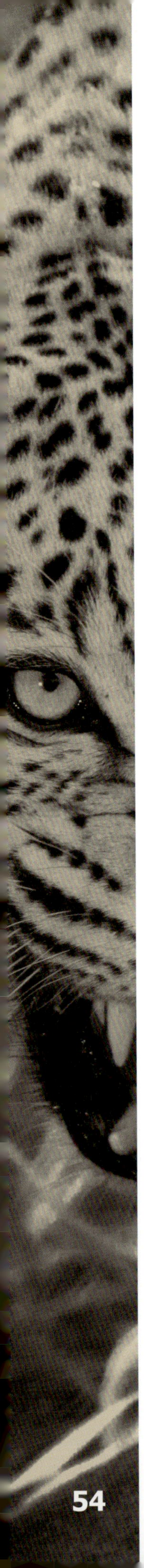

숀이 매주 고깃덩어리를 든든히 먹으면서 그의 스내치 퍼포먼스를 예상대로 향상시킨 것을 알 수 있을 것이다. 그러나 그의 풀업과 밀리터리 프레스 스트렝스는 순전히 WTHE 덕분이었다.

숀은 프레스를 하지 않고, 심지어 무거운 어떤 것을 만지지 않고도 비스트 프레스 스트렝스를 향상시켰다. 그는 32kg으로 스내치를 했는데 이는 그의 밀리터리 프레스 1RM의 2/3에 불과한 무게였다.

이와 같은 결과는 이미 밀리터리 프레스를 할 줄 아는 능숙한 기르빅들 사이에서는 드문 일이 아니다. 생각해보면, 스내치란 것은 스윙 후에 빠르게 프레스하기 때문에 이런 현상은 어느 정도 일리가 있는 것이다.

숀의 스트릭 풀업 스트렝스가 32kg에서 48kg으로 껑충 뛰어오른 것도 눈치챘을 것이다. 우리는 지난 몇 년 동안 스내치의 WTH 효과를 여러 차례 보아왔다. 수년간 TSC를 장악해온 시니어 SFG인 데렉 토쉬너Derek Toshner는 다음과 같은 글을 썼다.

> 나는 우리가 TSC에서 좋은 성적을 거둘 수 있는 가장 큰 이유로 많은 스내치를 하는 것이라고 제안한다. 우리의 풀업은 실제로 고반복으로 연습할 때 더 나빠지기 때문에 그런 식으로 수련하지 않는다. 나와 우리 회원들은 우리가 풀업은 무시하고 많은 스내치를 하는 것이 TSC로 나아가는 것이며 우리의 풀업 최대 반복횟수가 증가하는 것임을 알아차렸다. 스내치는 또한 체지방도 잘 분해시키는 것 같은데, 암벽등반가로서 내가 풀업을 늘리는 가장 좋은 방법 중 하나는 과도한 체중을 줄이는 것이다.

숀의 경우에는 체중이 줄었다기보다는 증가했기에 약간 다른 이야기이긴 하다. 하지만 그게 무엇이든 간에, 우리는 그의 의견을 받아들일 것이다.

스윙, 푸시업 또는 스내치에 대한 퍼포먼스 스탠다드 및 테스트 프로토콜은 다음에서 설명한다.

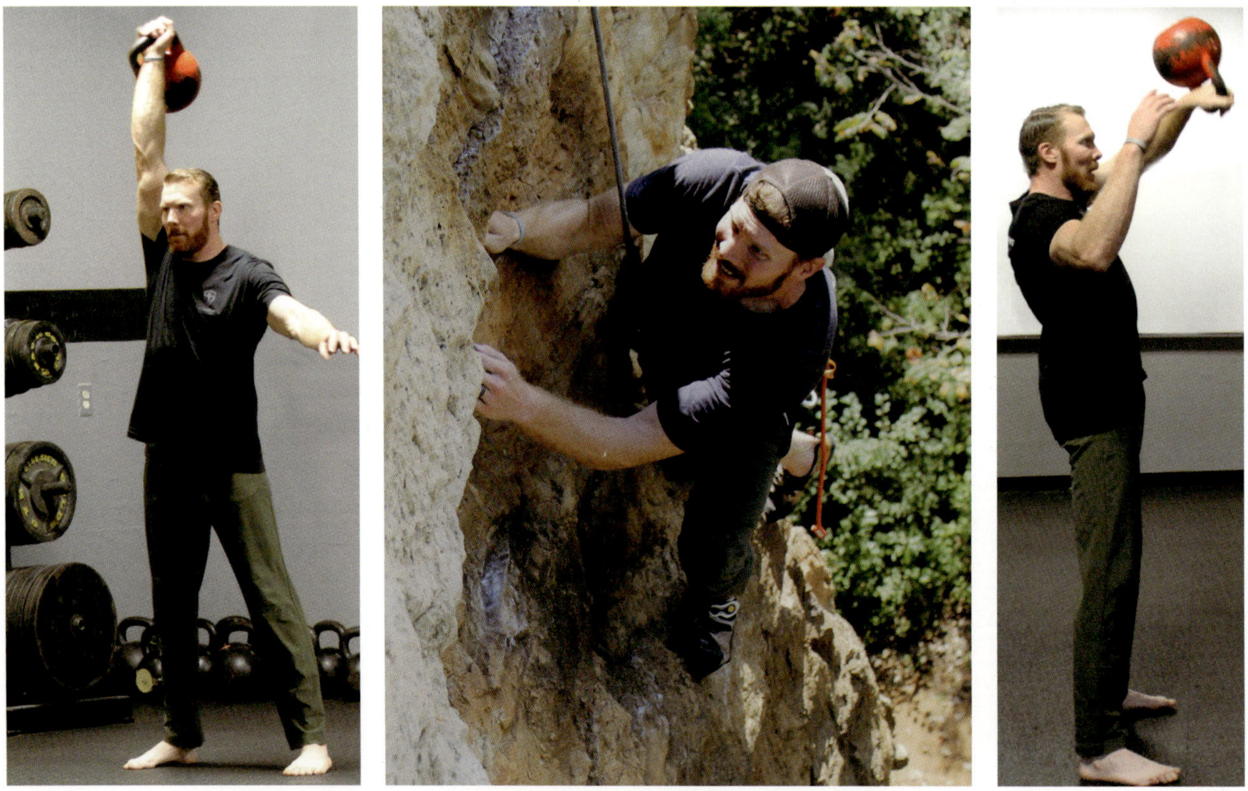

데렉 토쉬너(시니어 SFG). "플랜 044를 하면서 스내치를 시작합니다.
보이는 것처럼 클라이밍 5.10등급을 오르고 있으며, 그 후 몇 달 동안 암벽등반을 하지 않았습니다.
마치… 아, 저기 보이네요. 그립 스트렝스, 아닙니까?"

스윙: 사바나 맹수들의 맹렬한 사냥처럼

이 책은 초심자들을 위한 것이 아니며 나는 독자들이 스윙과 파워 푸시업 모두 능숙하게 해낸다고 가정하겠다. 다음 사항은 어떻게 하는지를 가르쳐주는 것이 아니라, StrongFirst의 기술적 표준이 어떤 것인지 상기시켜주는 것이다.

원암 케틀벨 스윙 테크닉

과제:

한 개의 케틀벨을 스윙한다.

조건:

케틀벨 하나를 양다리 사이로 뒤로 보낸 다음 가슴 높이 앞까지 10회 스윙한다.

표준:

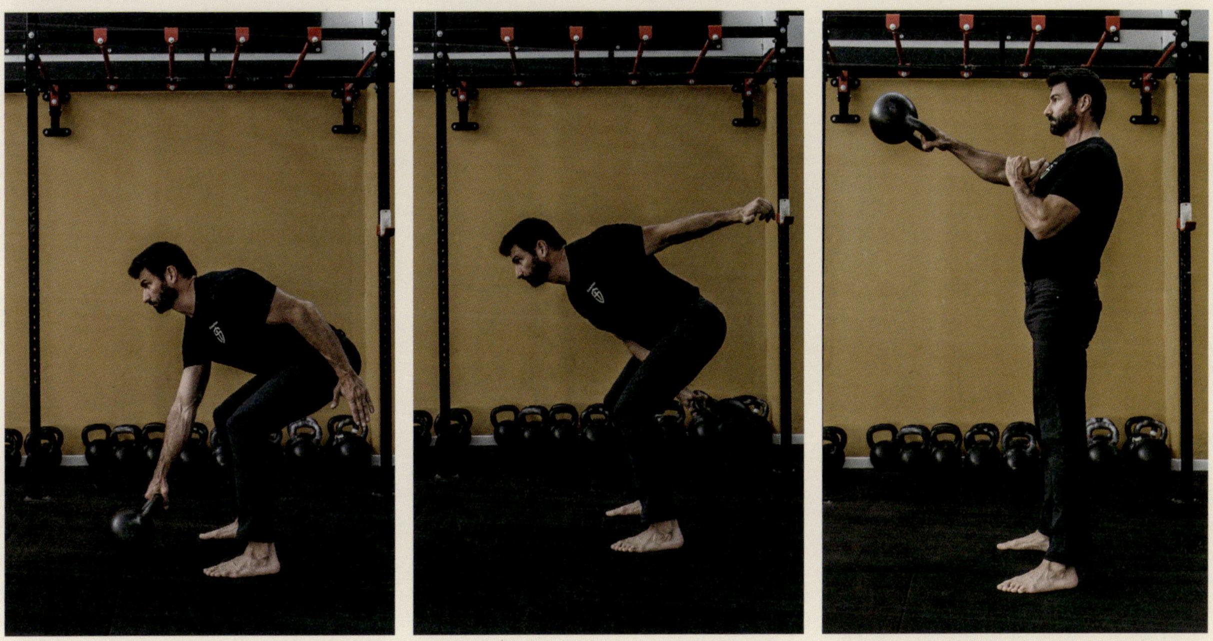

1. 등허리는 중립이다. 목은 스윙의 바닥 자세bottom에서 약간 신전시키거나 중립을 지킨다.

2. 발뒤꿈치, 발가락, 발볼은 바닥에 박고 무릎은 발가락을 따라 움직인다.

3. 케틀벨을 잡은 쪽 어깨는 패킹한다.

4. 백스윙을 할 때 케틀벨 손잡이는 양 무릎 위를 지나간다.

5. 스윙하는 팔은 바닥 자세에서 바르게 편다.

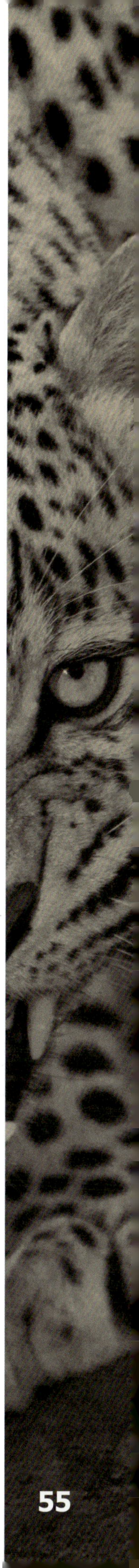

6. 업스윙할 때 무릎이 전방(발목의 배측 굴곡 증가)으로 움직이지 않는다.

7. 스윙의 톱 자세에서 몸은 일직선을 이룬다. 양 고관절과 무릎은 완전히 펴고 척추는 중립이다.

8. 스윙의 톱 자세에서 케틀벨은 바르게 뻗은 팔의 연장선을 형성한다. 약간의 팔꿈치 굽힘은 허용된다.

9. 생체역학적 호흡을 일치시킨다(케틀벨이 내려갈 때 들이마시고 올라갈 때 강력하게 내쉰다).

10. 스윙의 톱 자세에서 복근과 둔근은 눈에 보이게 수축한다.

11. 스윙의 톱 자세에서 케틀벨은 잠시 떠 있다.

몇몇 단어를 복수형으로 바꾸면 위의 모든 사항들이 투암 스윙에 그대로 적용된다.

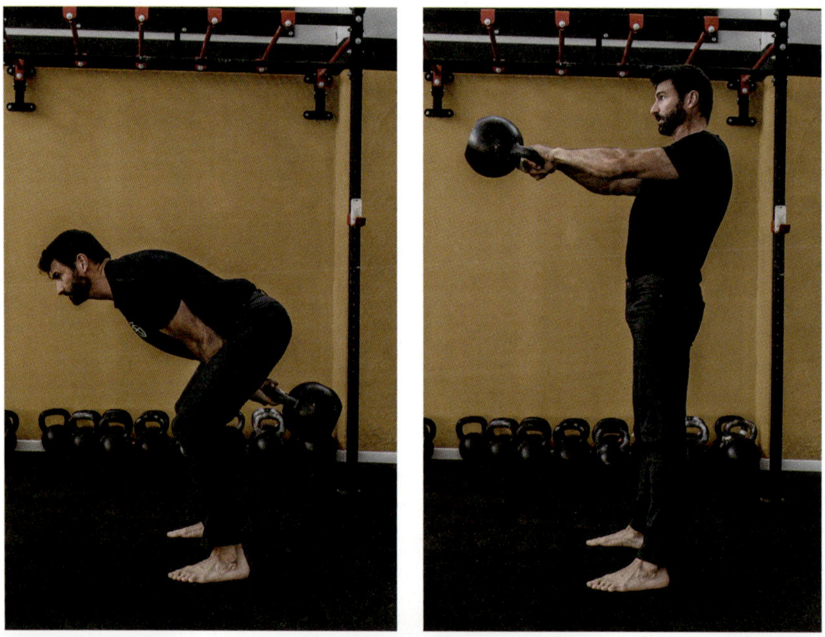

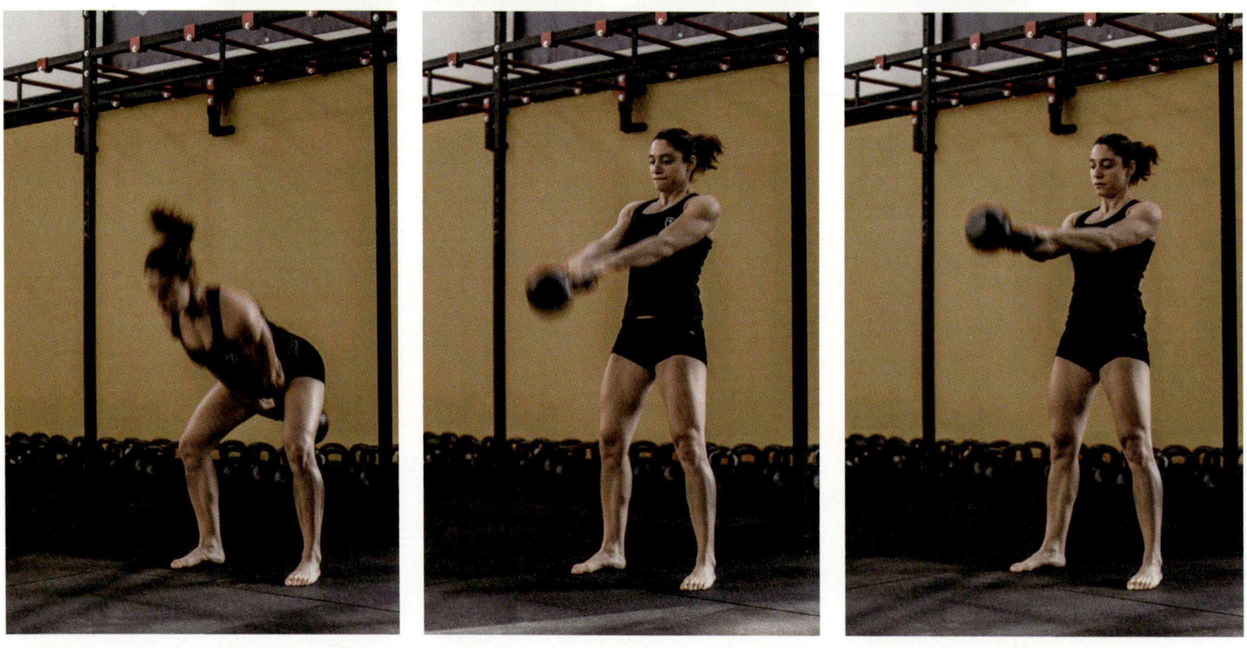

적절한 중량을 선택하려면 다음 두 가지 테스트 중 하나를 선택하라. 테스트는 웜업 후에 한다. 동작의 모든 반복은 SFG 기술표준을 준수해야 한다. 주어진 무게로 수행하는 데 익숙한 범위까지 오버스피드 이센트릭overspeed eccentrics을 사용할 수 있다.

옵션 1
케틀벨 스윙 가속도계 테스트

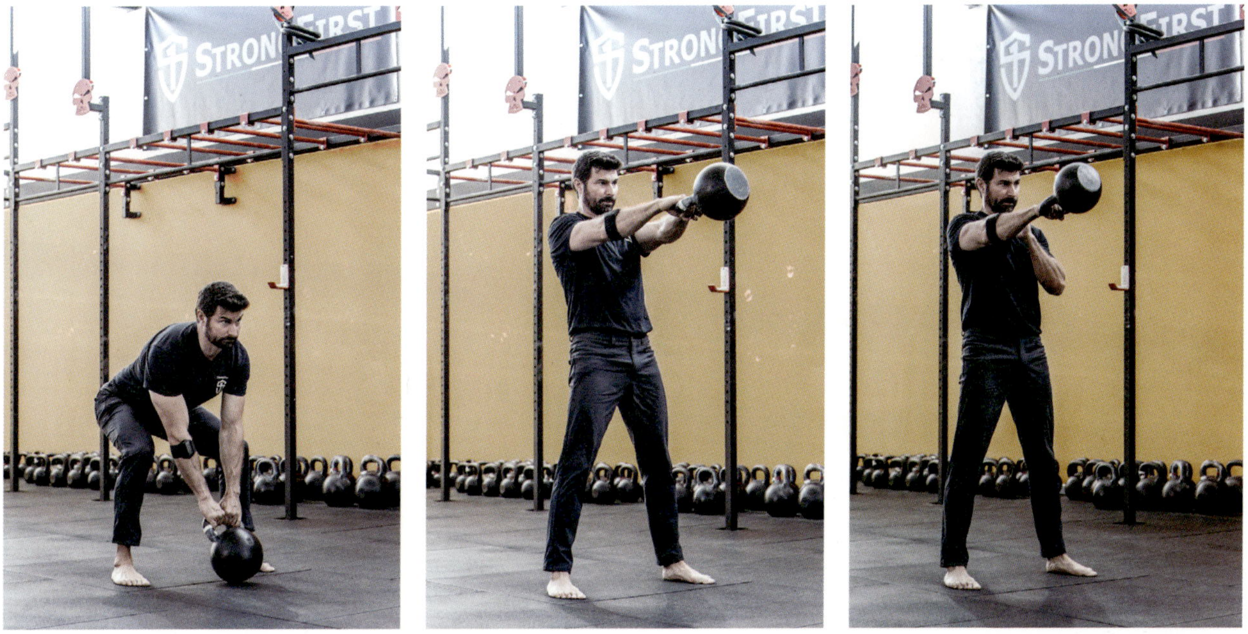

가속도계accelerometer나 포스 플레이트force plate(힘판, 지면반력기)를 사용할 수 있는 경우, 여러 크기의 케틀벨들을 스윙하여 자신을 시험해보라. 무의식적으로 가장 큰 케틀벨을 잡지 마라. 최대 파워는 무거운 것과 가벼운 것 사이에 있는 스위트 스폿sweet spot에 있다는 것을 기억하라.

최대 파워를 발휘할 수 있는 케틀벨을 찾기 위해 세트 사이에 5분간 휴식을 취하면서 5회 반복 세트로 시험한다.

동일한 중량으로 두 번 더 테스트하고 가장 높은 수치를 기록한다.

옵션 2
케틀벨 스윙 롱 스프린트 테스트

20~30초 동안 '스프린트(전력질주)'할 수 있는 케틀벨을 찾아라.

이는 파워를 측정하기에 조금 부족한 방법이긴 하지만 200m 스트린트를 테스트함으로써 40야드 대시를 추정하는 방법과 유사한 테스트이다. 그래도 정확한 저항(중량)을 선택하는 역할은 할 수 있을 것이다.

각 동작 반복 톱 자세에서 케틀벨을 띄우는 것과 둔근 수축하는 것을 잃지 않도록 한다. 초크는 아낌없이 사용하여 그립으로 인한 제한 요소가 발생하지 않도록 한다.

케틀벨이 바닥에서 떨어질 때 타이머가 시작된다. 타이머는 30초에 멈춘다. 마지막 스윙 후, 바닥에 놓기 위해 뒤로 보냈다가 바닥에 놓은 동작에 걸리는 시간은 총 30초에 포함시키지 않는다. 케틀벨을 바닥에 놓는 동작은 단거리 선수가 결승선을 지날 때의 움직임이라고 생각하면 된다.

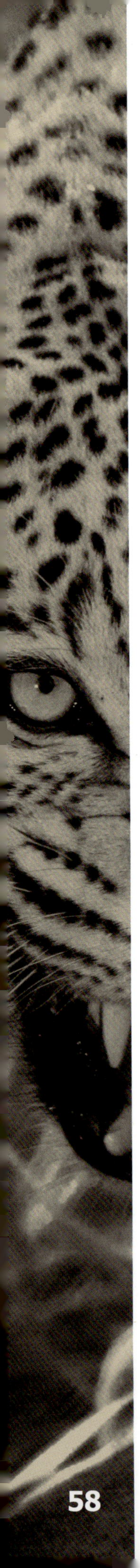

오직 완벽하고 폭발적인 반복수만 기록한다. 테스트 파트너에게 테크닉이나 파워가 부족한 경우 타이머를 멈추게 하고 테스트 시간은 30초보다 짧게 끝날 것이다. 타이머가 30초 전에 정지된 경우, 향후 시험 결과와 비교하기 위해 끝낸 시간을 기록한다.

주어진 무게의 케틀벨을 최소 20초 이상 폭발적으로 스윙할 수 없다면 Q&D에서 사용하기에는 너무 무거운 무게일 것이다. 휴식을 취하고 보다 가벼운 케틀벨로 테스트를 반복한다.

반면, 높은 파워와 여유를 가지고 30초 테스트를 완료했다면, 휴식을 취하고 더 무거운 케틀벨로 시험을 반복한다. 스윙의 종류나 케틀벨의 무게와 상관없이 모든 장거리 스프린트 테스트에서는 10분의 휴식이 필요하다.

이 책 후반부에 설명된 대로, 매 4~6주마다 40회 반복인 최소 볼륨데이 이후에는 모든 드릴들을 다시 테스트한다. 워밍업, 테스트를 하는 시간대, 세트 사이 휴식, 신발을 신거나, 맨발로 하거나 등을 일관되게 유지하라.

드릴들은 다음 순서로 테스트한다.

1. 원암 스윙, 비우세 팔non-dominant arm
2. 원암 스윙, 우세한 팔dominant arm
3. 파워 푸시업
4. 투암 스윙

이 테스트는 항목이 많고 약간의 시간이 소요된다. 하지만 이 과정은 단지 테스트만 하는 것이 아니다. 일종의 훈련으로 여겨라. 테스트에서 적용되는 부하는 해당 작용 파워를 반복하고, 산성화로 인한 문제를 최소화하면서도 산성화의 이점을 극대화하는 스마트한 유형의 해당 작용 훈련이다. 이러한 유형의 훈련에 대해서는 향후에 다루도록 한다.

푸시업과 투암 스윙은 다른 날, 즉 원암 스윙 테스트를 하고 하루 이틀 정도 후에 테스트하는 것으로 선택할 수도 있다.

푸시업: 고전적인 운동의 재해석

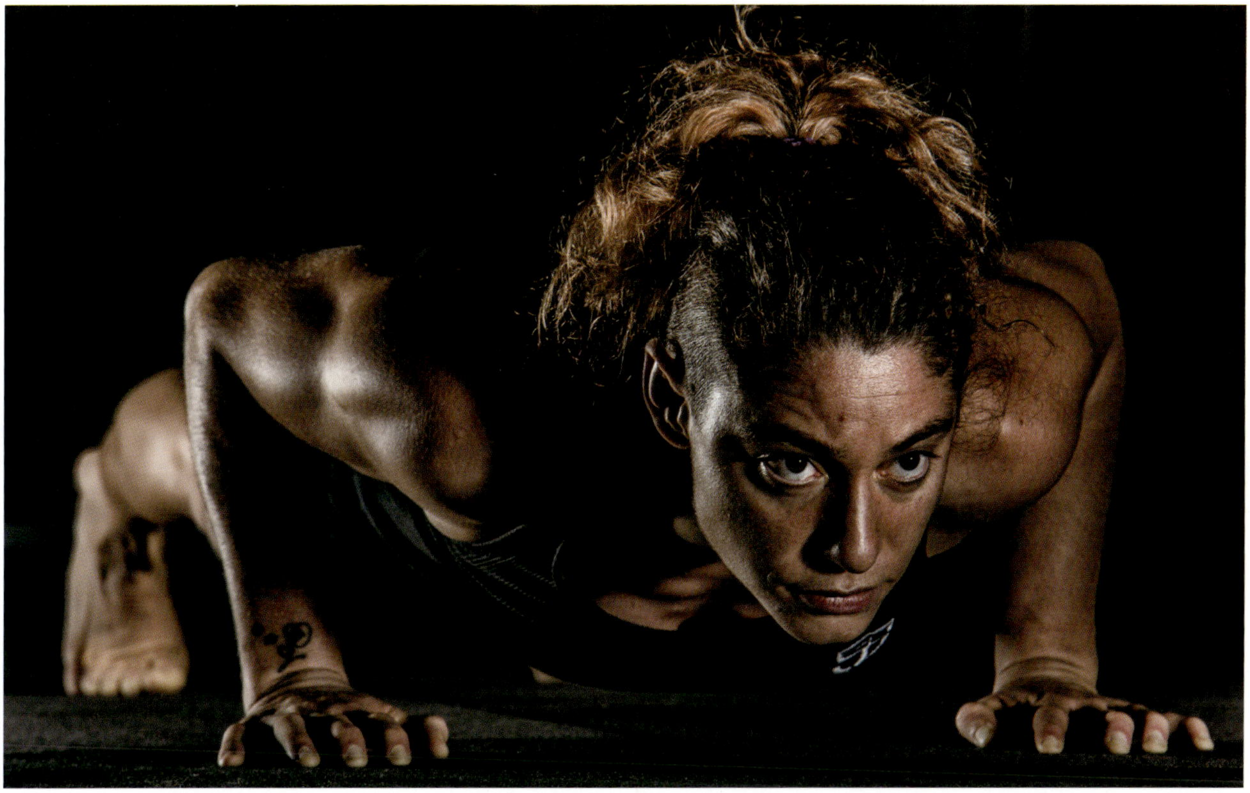

StrongFirst의 푸시업 표준을 고수하라.

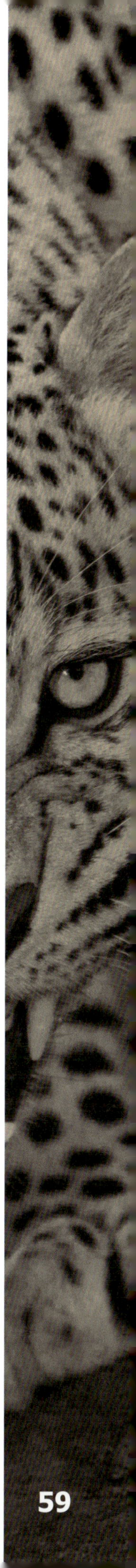

푸시업 테크닉

과제:

푸시업을 한다.

조건:

손바닥 또는 주먹을 쥔 푸시업 플랭크 자세에서 팔꿈치를 구부리며 몸 전체를 아래로 내린다. 그러고 나서 몸을 밀어내는 것을 10회 반복한다.

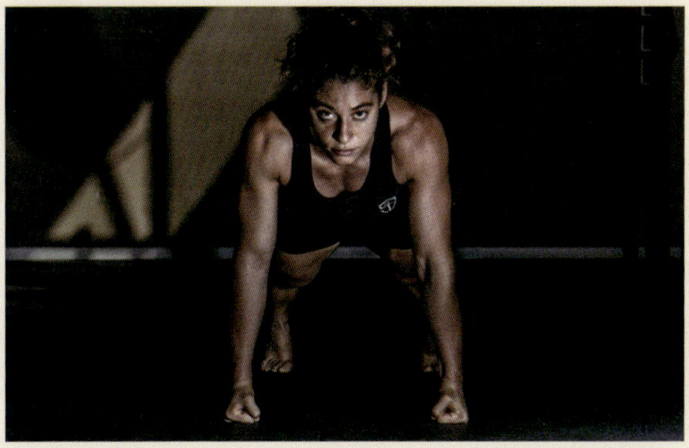

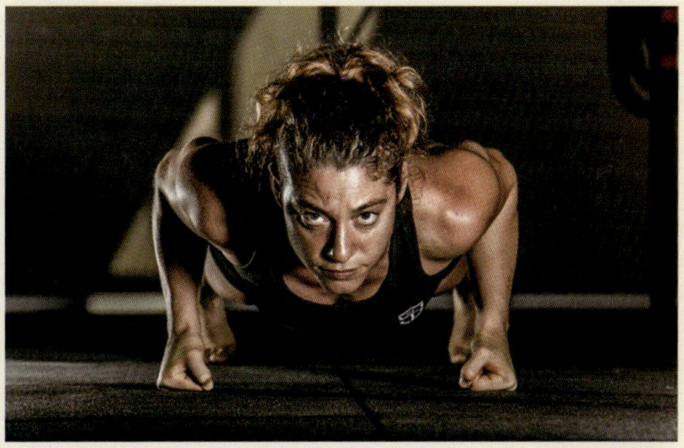

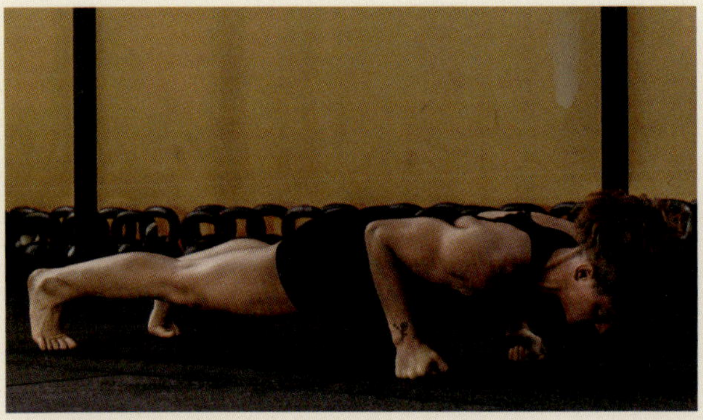

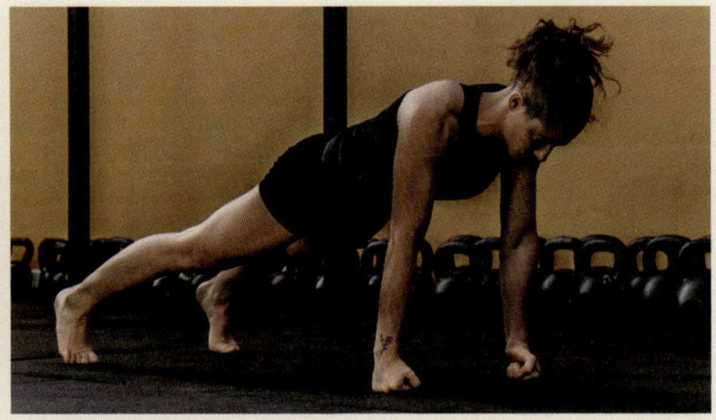

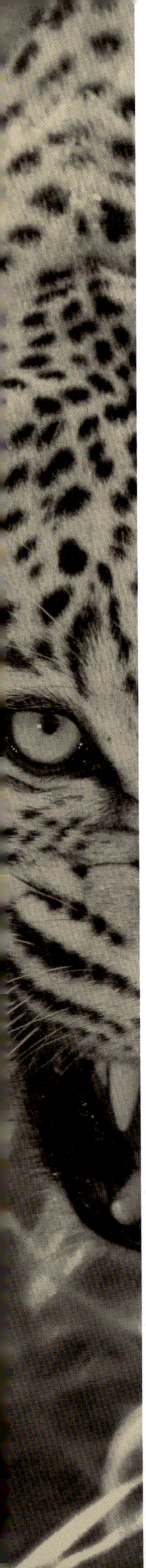

표준:

1. 척추는 중립을 지킨다.
2. 몸 전체는 일직선을 만든다. 휘청거리나 쳐지지 않는다. 양쪽 엉덩이와 어깨가 같은 속도로 내려오고 올라간다.
3. 복근과 둔근은 조인다braced.
4. 양발 간격은 어깨보다 넓히지 않는다.
5. 어깨 하강을 유지한다. 즉 안티 슈러그anti-shrugged 상태다.
6. 각 동작 반복의 바닥 위치에서 견갑골들은 후인한다.
7. 팔꿈치는 45도 이상 벌리지 않는다.
8. 적어도 양 팔꿈치 끝이 어깨선보다 위로 올라올 때까지 내려간다.*
9. 가슴은 바닥을 부드럽게 스칠 수 있으나, 바닥을 튕기지는 않는다.
10. 배와 양 무릎은 어느 시점에라도 바닥에 닿지 않는다.
11. 팔꿈치가 완전히 펴질 때까지 밀어낸다.
12. 각 동작 반복의 톱 위치에서 귀에 들리는 파워 호흡을 한다.

* 팔이 길고 흉곽이 작아 이 ROM을 달성하기 위해 어깨 위치를 타협해야 하는 경우 올바른 어깨 정렬을 유지하면서 최대한 깊게 내려가도록 한다.

푸시업은 손바닥으로 지지하거나 또는 주먹을 쥐어 지지하는 방식 모두 괜찮다.

손바닥을 사용하면 손꿈치에 가해지는 압력이 삼두근 스트렝스를 증폭시키고 광배근을 쉽게 가져올 수 있게 하기에 더 많은 스트렝스와 파워를 발휘할 수 있다.

반면, 주먹 푸시업은 손목 관절을 보호할 뿐 아니라, 그 주변 근육을 강화시킨다.

물론 푸시업 바를 사용하거나 팔굽혀펴기 손잡이를 사용해도 되겠지만, 그건 당신의 자존감을 낮출 것이다.

맨주먹을 사용하는 파이터bare-knuckle fighter를 제외한 모든 사람은 주먹의 아랫부분, 즉 4번째, 5번째 손가락에 부하를 실어야 한다. 이 부분은 팔뚝에 있는 두 뼈 중 더 강한 뼈로 하중을 실리게 하는데, 이 방향의 힘은 연약한 어깨보다는 파괴 불가능한 겨드랑이 부분에 가깝게 실린다.

글러브를 "착용하지 않는다"고 말하는 무술가라면 두 번째, 세 번째 손가락에 있는 첫 번째, 두 번째 너클을 사용한다. 다들 알다시피, 이 너클들은 다른 두 너클보다 훨씬 더 튼튼하다. 복서들은 길거리 싸움에서 손을 잘 부러뜨리는데 이는 마치 장갑으로 보호받는 것처럼 주먹을 날리기 때문이다. 다만 이러한 하중 배치의 단점이라고 하면, 힘이 튼튼한 겨드랑이 부분이 아닌 어깨 위쪽으로 향한다는 것이다. 능숙한 카라테 선수는 "새끼손가락에서부터 시작하는 주먹을 만든다"고 하여 어깨 윗부분보다 겨드랑이를 통해 팔을 몸에 연결하려고 노력함으로써 이와 같은 문제를 다소 줄이려 한다.

지금까지의 내용은 모든 푸시업에 적용되며, 지금부터는 특히 폭발적인 푸시업에 대한 내용이다.

첫 번째 반복 동작은 바닥에서 시작한다. 손과 배를 바닥에 대고 엎드린다(이때가 배가 바닥에 닿을 수 있는 유일한 시간이다). 전신에 힘을 주고brace 폭발적으로 움직인다. 무릎을 사용한 속임수 동작을 하지 마라.

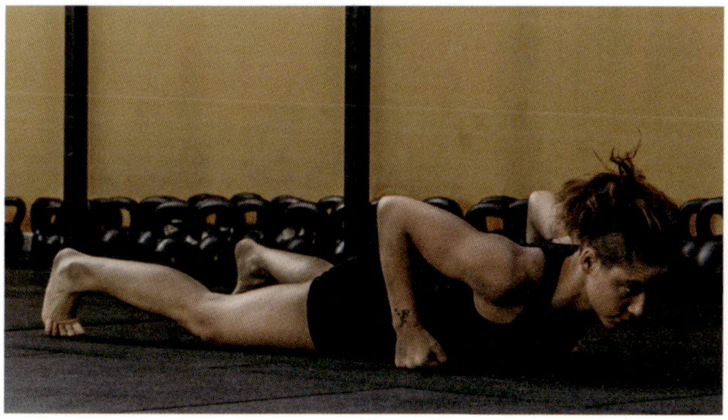

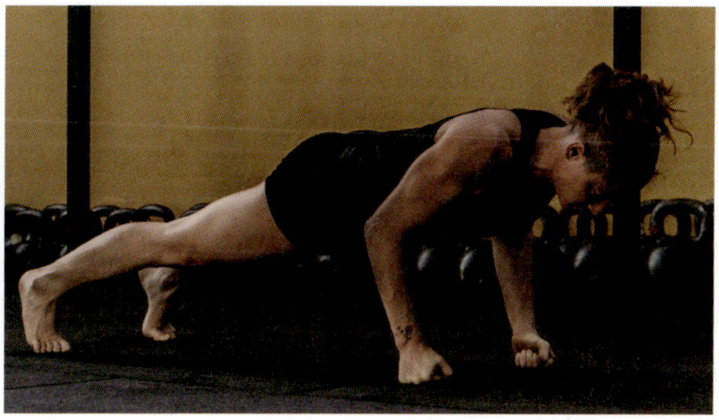

테스트와 훈련을 하는 동안 이와 같이 바닥에서 정지된 상태에서 시작하는 것(데드 스타트dead start)을 연습하라. 여기에는 몇 가지 이유가 있다.

첫째, 동작을 시작하는 스트렝스를 발달시킨다.

둘째, 손의 위치 배치를 최적화하는 데 도움이 될 것이다. 광배근이 삼두근에 걸리고 관절에 스트레스가 가해지지 않게 손바닥이나 주먹을 위치시키며 폭발적인 움직임을 할 수 있도록 부하가 걸리는 느낌이 들 때까지 이리저리 움직이면서 조절한다.

만약 당신의 몸 구조가 안전하게 이러한 깊이까지 자세 잡는 것을 방해한다면 Q&D 프로토콜을 할 때 데드 스타트는 건너뛰고 전통적인 푸시업 방식처럼 플랭크 자세에서 시작하라.

푸시업을 할 때는 최대한 폭발적으로 해야 한다. 높은 케이던스를 목표로 하되, 매번 완전히 락아웃할 수 있도록 해야 한다.

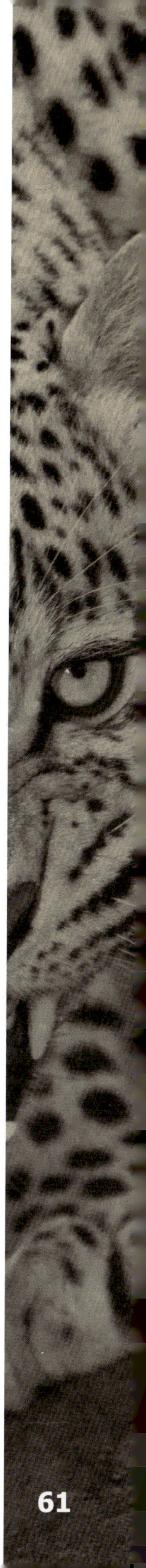

높은 템포로 푸시업을 하기 위해 목을 사용하는 동작을 하려는 유혹을 피하라. 코를 바닥으로 내리기보다는 가슴을 내리고 드는 데 집중하는 것이 도움이 된다. 목을 '패킹packing'하는 것도 좋은 선택이다.

락아웃을 강력하게 하는 두 가지 방법이 있다.

하나, 점프하듯 밀어낸다. 그렇지 않다고 해도 적어도 그럴 의도로 움직인다. 이때 매 동작의 톱 자세에서 손꿈치나 주먹에 부하가 걸리지 않는 듯한 느낌이 든다.

둘, 바닥에 '뿌리'를 박는다. 손바닥이나 주먹이 바닥에 깊은 자국을 남긴다는 이미지를 가진다.

둘 중 하나를 고르도록 하라.

팔꿈치를 락아웃하지 않는 것을 유효한 반복횟수로 인정하지 않는 이유 중 하나는 격투가들이 푸시업을 통해 타격 파워를 발달시키지 못한다는 점 때문이다. '느슨한 팔꿈치'는 섀도 복싱을 할 때 사용한다. 지금은 아니다.

블라디미르 자치오르스키 교수는 다음과 같이 설명한다.

> 빠른 형태의 스트렝스를 발달시키기 위해서는 동적으로 노력하는 방식이 사용된다. … 최대하 저항submaximal resistance을 최대 스피드와 완전 가동범위에서 움직이는 것이다. 만약 제한된 범위(멈춤)에서 움직임을 사용한다면 바람직하지 않은 협응력이 발달될 것이다. … 간신히 작동을 시작한 주동근들이 즉시 멈추고 움직임을 멈추려는 길항근이 활성화될 것이다. 이러한 협응 과정이 습관화되면, 다른 움직임들에서도 (동작의) 마무리 단계가 충분하게 수행되지 않을 것이다. 이 때문에 점프 동작을 동반한 스쿼트, 던지기 동작, 타격 등과 같은 동작이 권장되는 것이다.

의도적으로 점프를 하는 것과는 반대로, 무술의 기법인 뿌리박기rooting는 브레이크를 밟지 않고 락아웃 상태에서 풀 파워를 표출할 수 있는 것과 동일한 효과를 가능하게 한다. StrongFirst는 케틀벨, 체중, 바벨 등 모든 스트렝스 도구들을 배우는 학생들에 뿌리박기 기법을 가르친다.

자치오르스키의 권고안은 높은 케이던스를 목표로 할 때 특히 중요하다. 움직임 범위를 짧게 줄이는 것은 유혹적이지만 하지 말아야 한다. Q&D에서, 파워는 항상 케이던스보다 우선한다.

노력이 가해지지 않는 중력에 의한 자유낙하는 사용하지 않는다. 추가적인 저항을 위해 밴드를 사용할 만큼 당신이 강하다면 오버스피드 이센트릭의 추가적인 이점을 얻을 수 있다. 하지만 밴드를 사용하든 아니든, 팔꿈치를 구부리면서 운동 에너지를 흡수한 다음 주저 없이 폭발적으로 다음 동작을 반복하여 에너지를 방출하라.

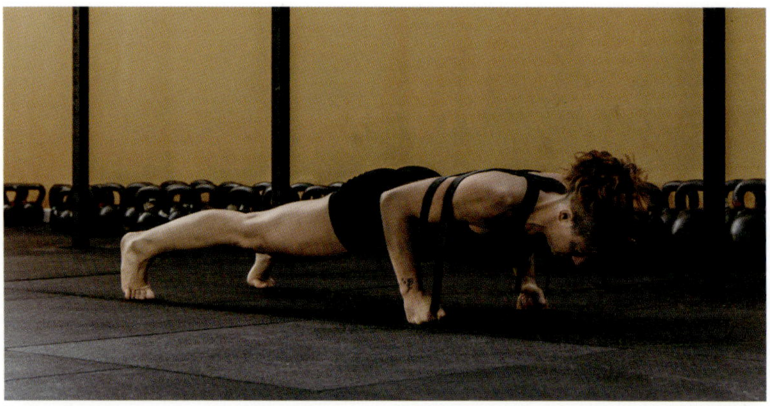

파워 푸시업에서 밴드를 사용하면 추가적인 오버스피드 이센트릭 요소를 더할 수 있다.

매 스윙과 푸시업 톱 위치에서 파워 호흡을 한다. 츠으으아! 이는 파워를 극대화하기 위해서뿐만 아니라, 다른 운동을 추가하지 않고도 바위처럼 단단한 복근을 만들 수 있는 지름길이다.

파워 푸시업 테스트

푸시업 테스트에 대해 알아보자.

손바닥을 사용하거나 주먹을 쥔 자세 모두 괜찮다. 원암 스윙을 한 후 푸시업 테스트를 한다. 모든 동작 반복은 SFB 기술표준을 준수해야 한다.

바닥에 손을 대고 엎드려 누운 푸시업 바텀 자세에서 첫 번째 반복을 시작한다. 무릎을 사용하여 속임수 동작을 사용하지 마라. 만약 당신의 신체구조가 이 시작 자세만큼 깊이 있는 자세를 만들기 적합하지 않다면, 데드 스타트는 건너뛰고 톱 자세에서부터 시작하는 전통적인 방식으로 푸시업을 한다.

푸시업의 저항을 조정하려면, 다음에 소개하는 것처럼 고무밴드를 사용하여 저항을 높이거나 낮춘다. 손이나 발의 높이를 올리는 방법은 사용하지 않는다.

옵션 1
푸시업 가속도계 테스트

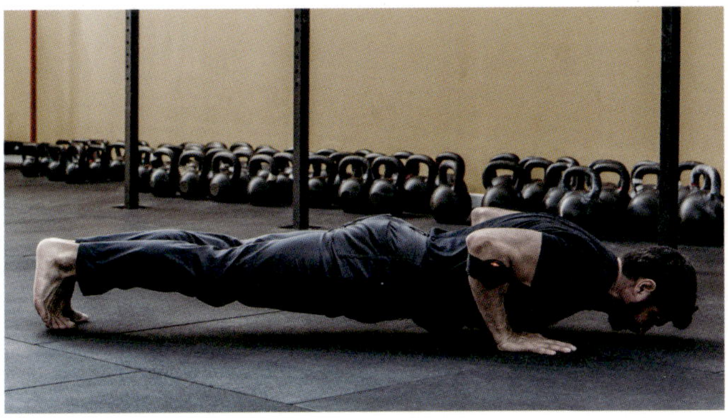

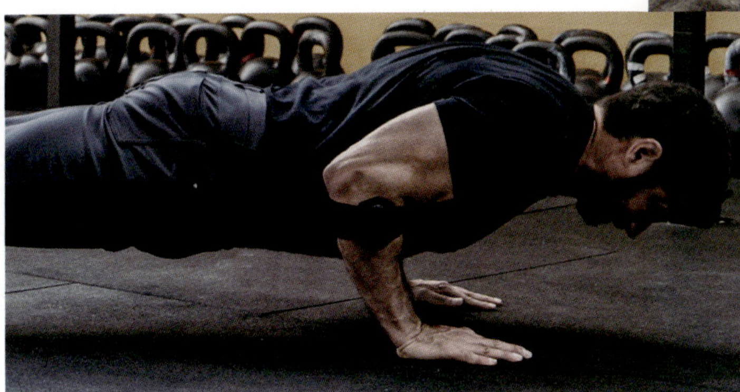

이 방법은 이상적인 옵션이다.

(자세 외의) 테스트 지침들은 스윙에서와 동일하며, 부하의 정도를 정하는 것이 케틀벨 무게를 바꾸는 대신 밴드 장력을 변화시키는 것으로 바뀐다.

밴드로 부하를 조절해야 하는 경우에는 5회 반복 세트를 진행하면서 세트 사이 5분간 휴식을 취하고 몇 가지 수준의 밴드 장력을 테스트 해본다. 가장 높은 파워를 생산하는 저항을 찾아냈으면 5분간 휴식을 취한 후 5회 반복 2세트를 더 해본 뒤, 가장 높은 수치를 기록한다.

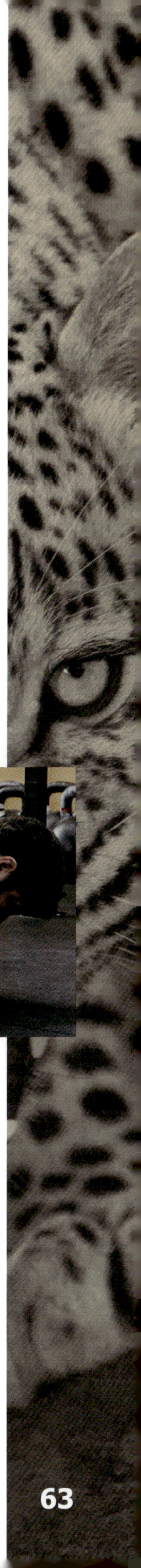

옵션 2
푸시업 롱 스프린트 테스트

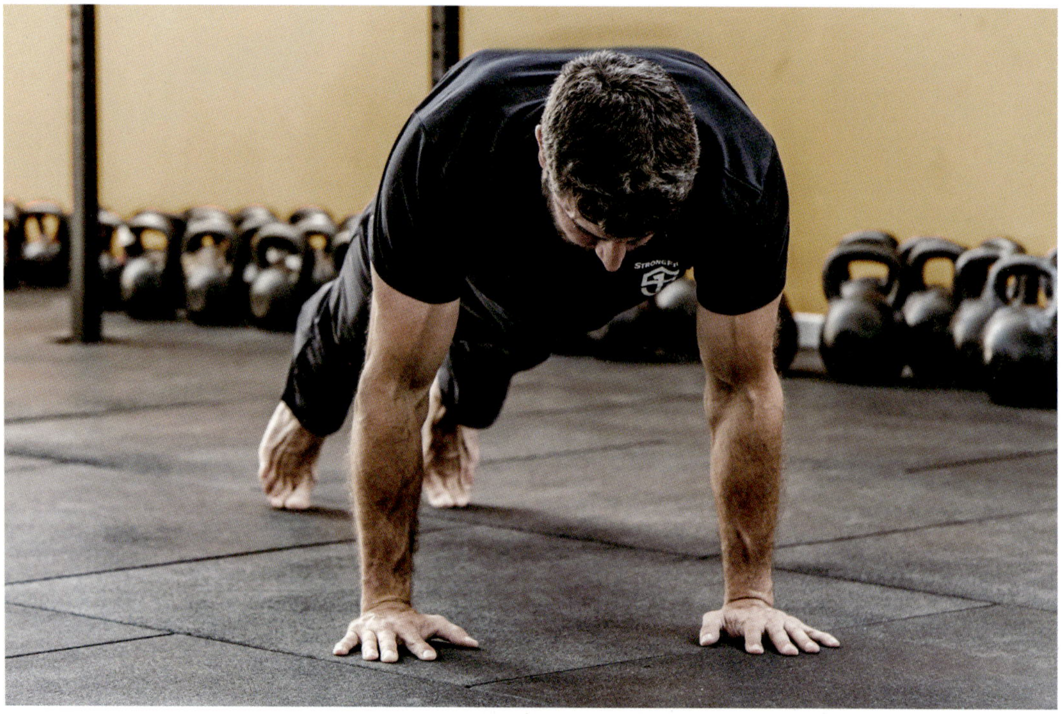

테스트 목표는 20~30초 동안 '전력질주'할 수 있는 저항값을 찾는 것이다.

테스트 파트너는 완벽한 자세와 폭발적인 동작 횟수만 카운트하고 다음과 같은 경우에는 30초 전에 타이머를 멈춘다.

- ✓ 스피드 감소. 동작을 반복하는 속도 저하
- ✓ 완전한 락아웃 불가
- ✓ 바닥 자세에서의 ROM 감소
- ✓ 플랭크 자세 유지 불가
- ✓ 락아웃 중 1초 이상 휴식

타이머를 30초 전에 멈춰야 하는 경우, 향후 테스트 결과와 비교하기 위해 끝낸 시간을 기록한다.

높은 파워, 높은 템포, 그리고 흠잡을 데 없는 테크닉을 유지하지 못한다면 저항이 너무 높은 것이다. 10분간 휴식을 취한 후 밴드 디로드deload를 적용하여 테스트를 반복한다.

반면, 높은 파워, 빠른 발화rapid-fire 케이던스 그리고 시간을 여유 있게 사용하여 30초를 완성했다면 10분간 휴식을 취한 뒤 더 높은 저항을 적용하여 테스트를 반복한다.

밴드를 사용한 푸시업 로딩, 디로딩

발이나 손의 위치를 높여 푸시업 저항도를 변화시키고자 하는 유혹이 있을 수 있지만, 마스터 SFG인 파비오 조닌Fabio Zonin의 실험에 따르면 이와 같은 전통적인 푸시업 강약 조절은 최대 파워와 높은 케이던스 측면에서는 제대로 작동하지 않는다고 밝혀졌다. 편평한 바닥의 피드백이 없으면 사람들은 휘청거리거나 몸을 구부린다.

밴드를 사용하라.

파비오는 디로딩을 위해선 가슴이나 겨드랑이 주변보다는 골반 아래에 밴드를 감는 것이 훨씬 낫다고 결론지었다. 이 부위에 밴드를 적용하면 골반을 들려는 경향성과 싸우는 것을 도와준다.

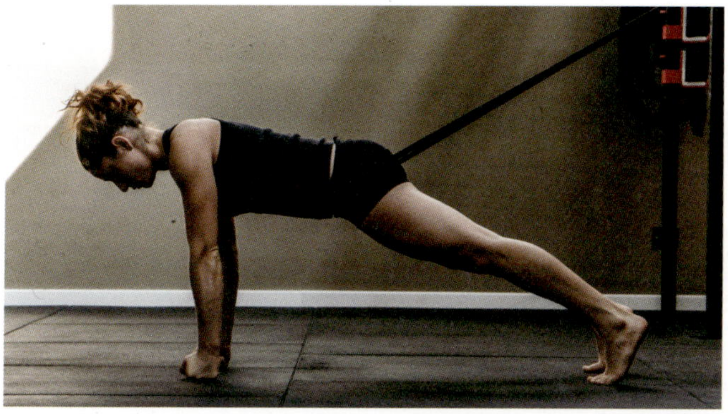
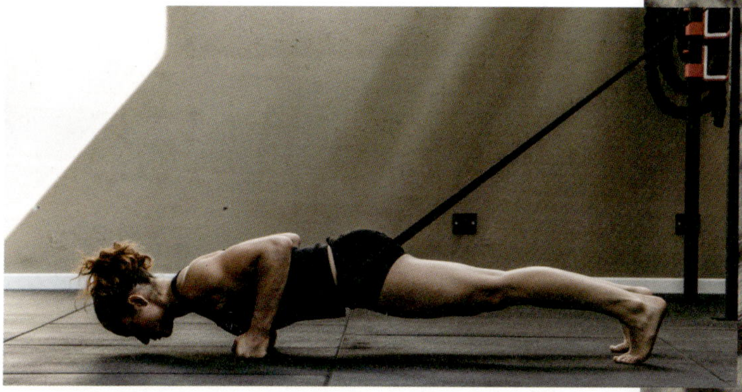

밴드를 사용한 디로딩 푸시업

SFG 팀리더인 조디 비즐리Jody Beasley는 어떻게 반대 방향으로 갈 수 있는지와 푸시업에 로딩을 하는 법에 대해 다음과 같이 설명한다.

> 밴드를 셋업하는 것에는 두 가지 유사한 방법이 있다. 이 둘 사이의 유일한 차이점은 푸시업을 하는 동안 밴드를 설정하는 두 가지 유사한 방법이 있다. 두 방법 사이의 유일한 차이점은 푸시업을 하는 동안 밴드가 팔을 문지르면서 생기는 자극에 대한 것으로, 이는 개인적 선호에 따라 달라진다. (두 방법 사이에서) 저항의 정도의 차이는 매우 적다.

방법 1

> 밴드를 허리에 감고 손바닥은 아래로 향하게 한다. 엄지손가락을 밴드 고리 끝에 걸어 밴드가 엄지와 검지 사이를 지나게 한다. 밴드가 겨드랑이 아래를 지나고 등 상부에서 최대한 높은 곳에 위치하도록 움직인다. 밴드는 손바닥 기저부에 걸리게 걸쳐야 한다. 푸시업을 할 때엔 양손으로 바닥을 강하게 눌러야 한다. 밴드가 엄지손가락을 당기게 하지 말고 밴드를 능동적으로 아래로 눌러 바닥에 고정시켜야 한다.

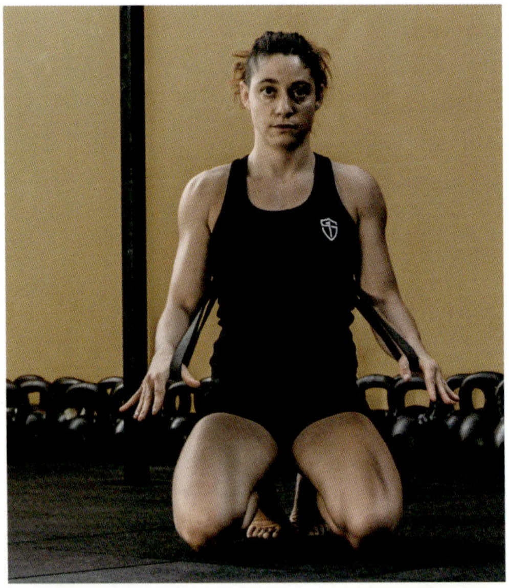
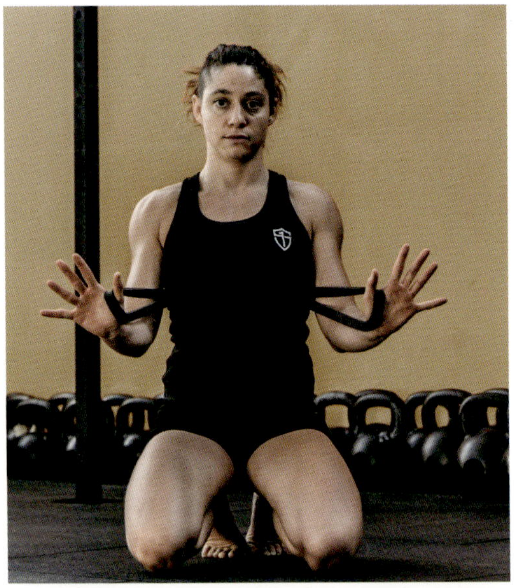
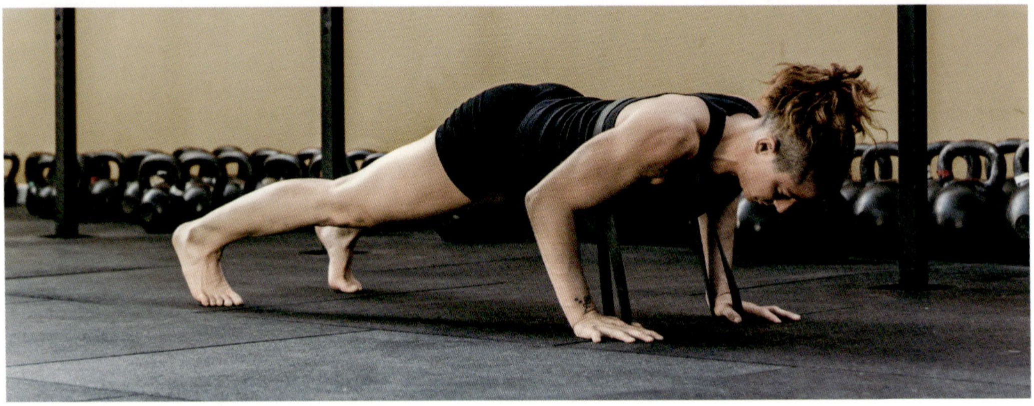

주먹을 쥔 푸시업에서 로딩을 걸 때도 같은 방식으로 한다.

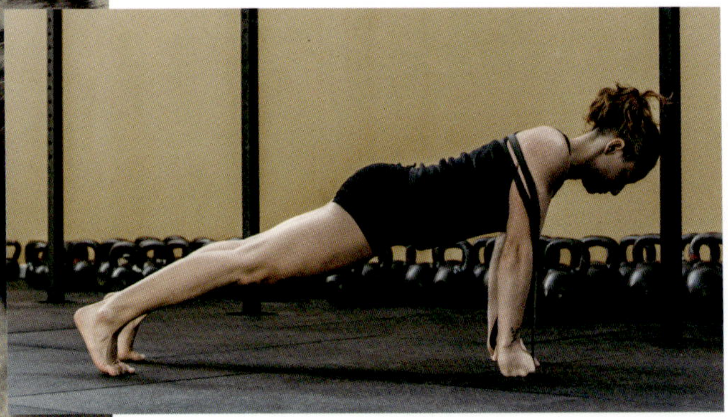
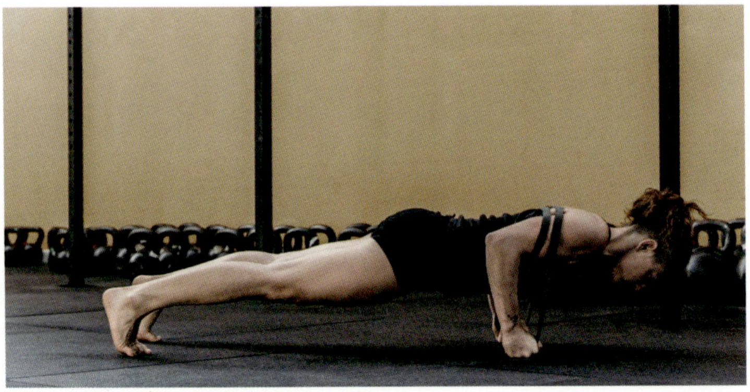

방법 2

허리에 밴드를 감고 손바닥을 위로 향하게 하여 밴드 고리를 엄지와 검지 사이에 손바닥을 가로지르게 넣는다. 밴드를 등 상부 위쪽으로 올리고, 팔꿈치를 밴드 속으로 넣어 밴드 한쪽은 등과 어깨 쪽에, 다른 쪽은 등과 겨드랑이 사이를 지나게 한다. 푸시업을 할 때 손은 밴드가 엄지를 당기지 않게 능동적으로 밴드를 바닥에 강하게 눌러 고정한다.

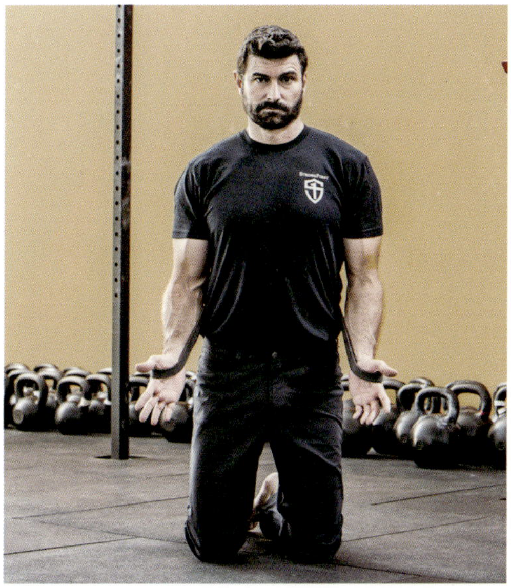

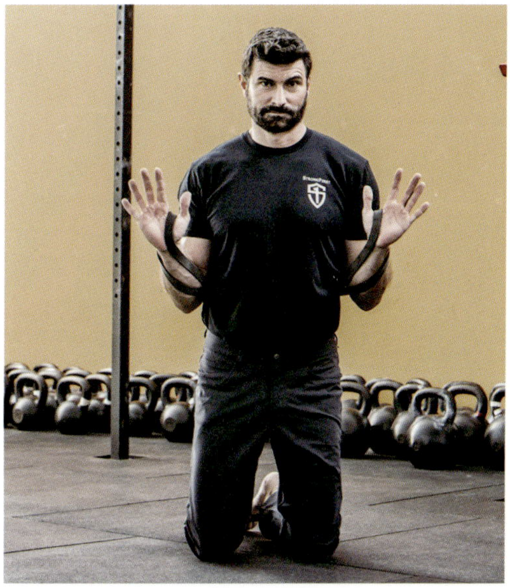

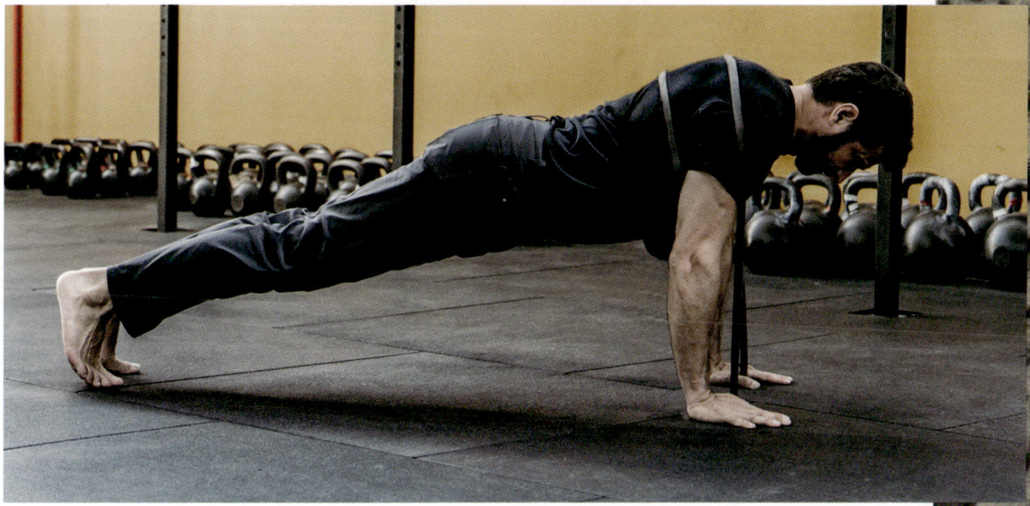

로딩 또는 디로딩을 적용하기 전에 다음 사항을 고려하라. 바닥에서 푸시업을 할 때, 당신은 체중의 70% 정도를 들어 올린다.

최대 파워를 발휘시킬 때는 최대 스트렝스의 1/3~1/2 정도를 사용하지만 효과적으로 최대 파워를 향상시키기 위한 훈련에서는 최대 1RM의 70%까지의 저항도를 사용할 수 있다. 밴드 어시스트 없이 파워 푸시업을 할 때는 최소 본인의 체중 정도 중량을 벤치 프레스할 수 있는 스트렝스가 있어야 한다. 만약 당신이 벤치 프레스를 훈련하지 않는다고 하면, 엄격하고 느린 속도의 푸시업을 20개 할 수 있는 것이 대체할 수 있는 기준이다.

스트렝스에 대한 다른 논의는, 당신의 벤치 프레스 1RM이 체중의 두 배를 초과할 때까지 푸시업에 밴드 로딩을 넣지 않아도 된다는 것이다. 이 정도의 대단한 스트렝스 수준에서도, 푸시업에서 1RM의 35% 정도를 리프팅하게 되겠지만 여전히 파워를 얻는 데는 문제가 없을 것이다.

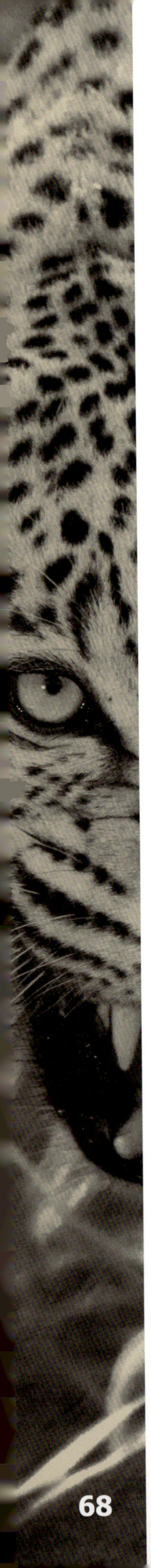

스내치: 차르 만세!

러시아에서 황제폐하를 뜻하는 단어인 '차르tasr'의 어원이 라틴어 카이사르라는 것을 알고 있는가?

케틀벨 스내치 황제폐하 만세!

케틀벨 스내치 기술표준

과제:

케틀벨 스내치를 한다.

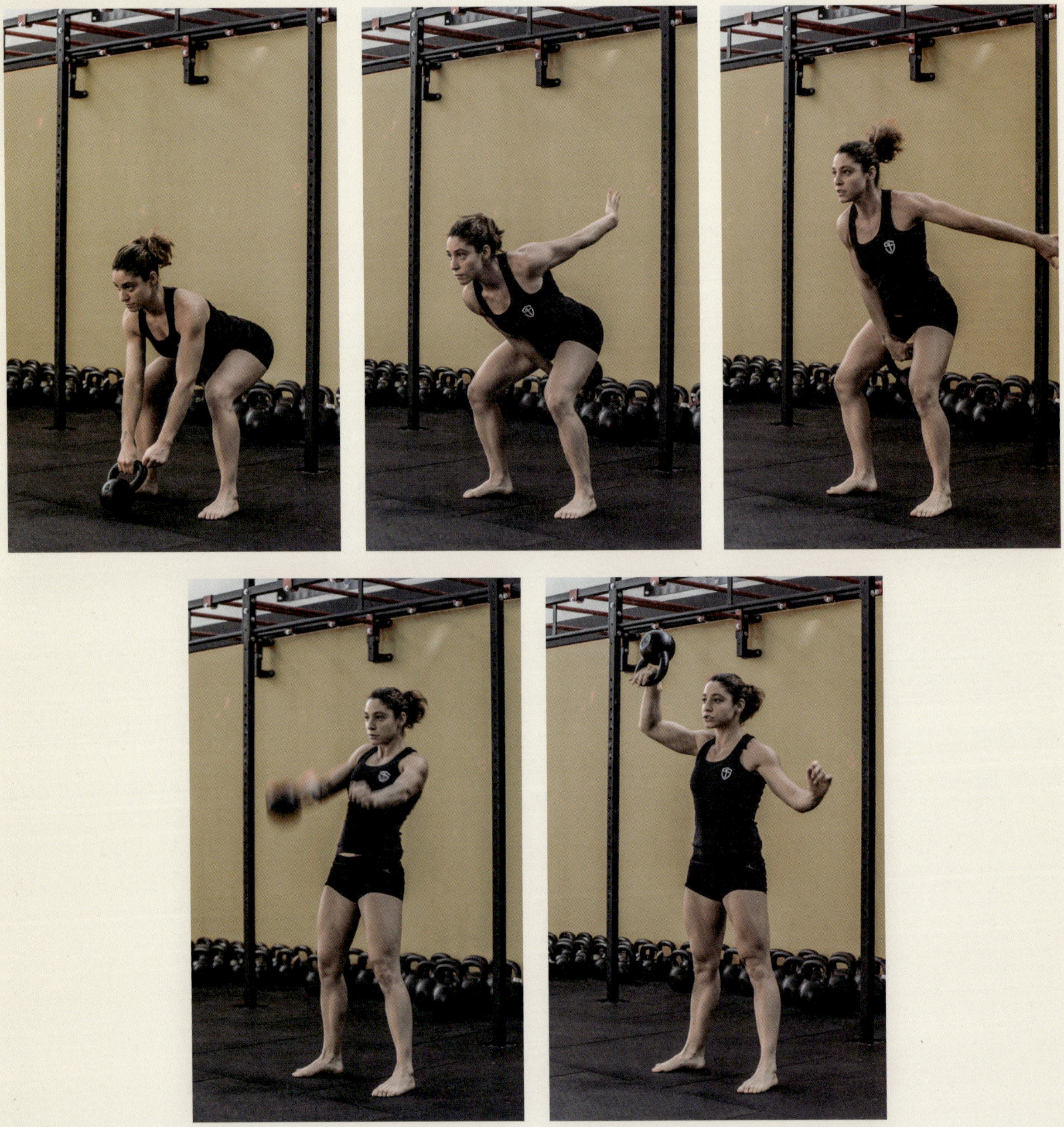

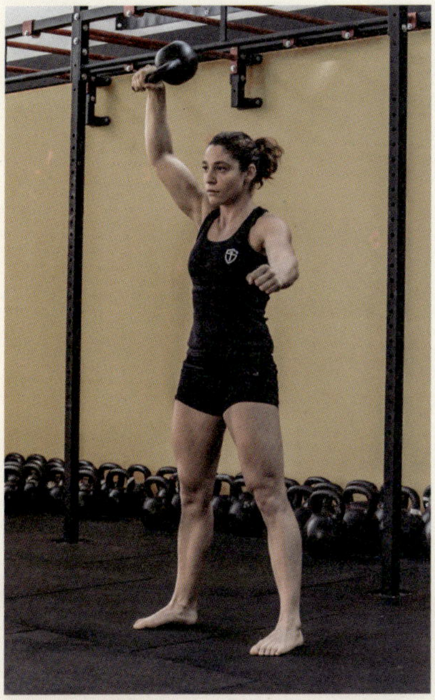
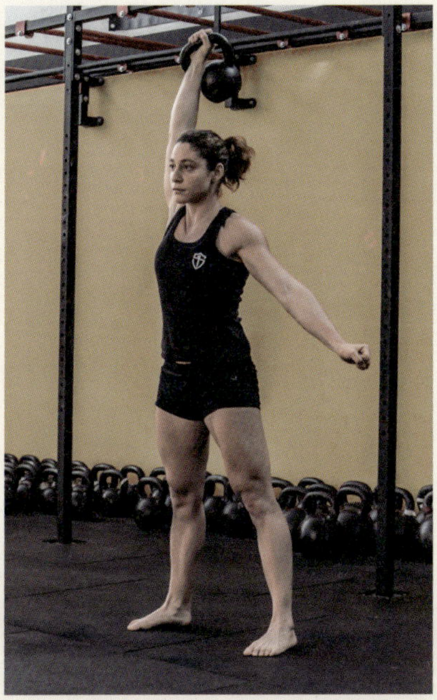
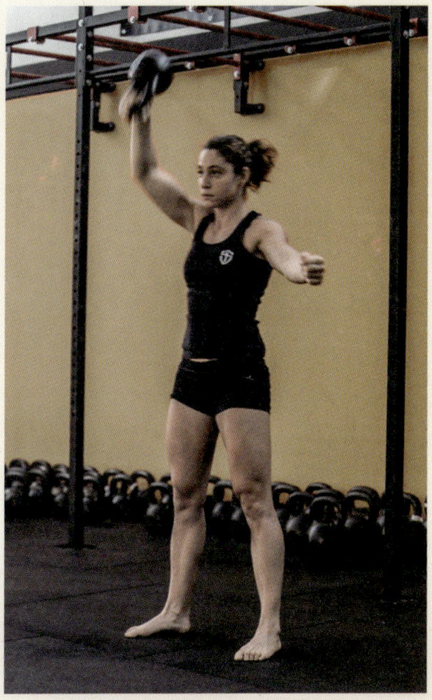
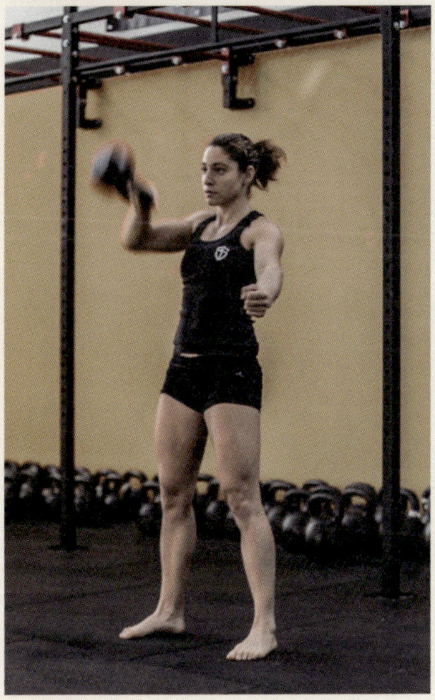
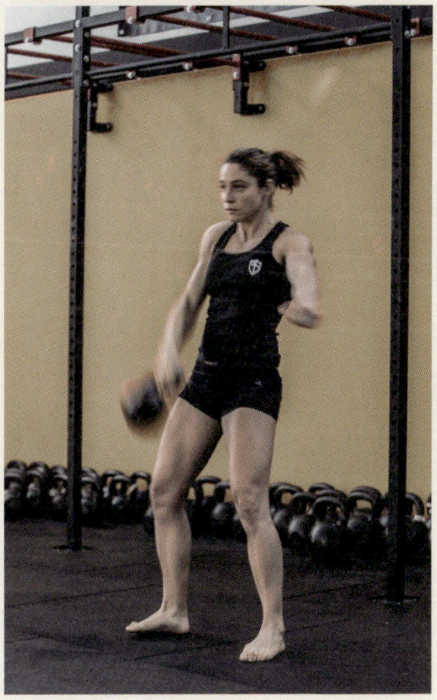
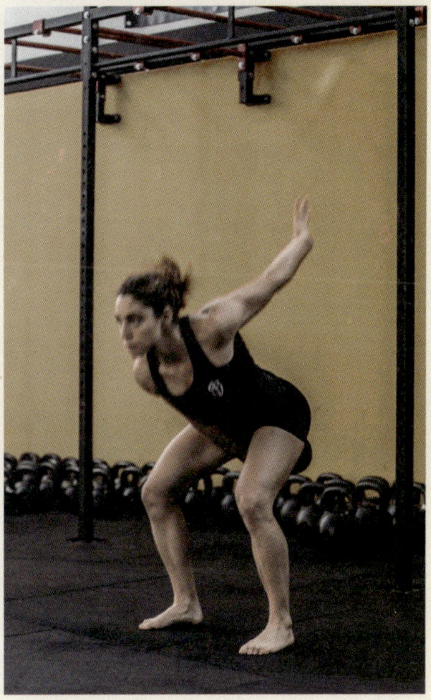

조건:

각 팔로 다섯 번 케틀벨 스내치를 반복한다.

표준:

1. 팔을 곧게 펴고 케틀벨을 띄운 상태를 제외한 스윙의 모든 요소들이 그대로 적용된다.
2. 앞에 놓인 케틀벨을 다리 사이 뒤쪽으로 스윙하여 한순간의 멈춤 없는 동작으로 스내치하여 팔을 곧게 펴 락아웃한 상태로 올린다.
3. 케틀벨을 내릴 때는 전완에 부딪히거나 팔꿈치나 어깨가 어긋나지 않게 부드럽게 받아낸다.

4. 락아웃이 이뤄질 때 팔은 머리 바로 옆이나 좀 더 뒤쪽에 위치되어야 하고, 목은 중립 위치를 지키고, 허리는 과신전되지 않아야 한다.

5. 팔과 다리는 곧게 펴고 발과 몸은 움직이지 않는 자세를 잠시 유지한다.

6. 한순간 자세를 풀어, 가슴이나 어깨를 건드리지 않고 멈춤 없는 동작으로 케틀벨을 다리 사이로 적극적으로 내린 다음 다시 스내치를 한다.

7. 폭발적인 움직임을 보이고 생체역학적인 호흡을 동작과 일치시키는 모습을 보인다(케틀벨을 내리는 동작에서 숨을 마시고 올리는 동작에서 강하게 내쉰다).

어떤 테스트를 선택하던 간에 4주에서 6주에 한 번 테스트를 하는데, 세션을 진행중이라면, 최소 볼륨데이(40회 반복하는 날) 다음에 테스트를 한다. 테스트를 할 때는 워밍업, 테스트하는 날의 시간대, 세트 사이 휴식 시간, 신발 착용 유무 등을 일관성 있게 적용한다.

모든 동작들은 SFG 기술표준을 준수해야 한다.

선택한 중량으로 익숙하게 동작할 수 있다면 오버스피드 이센트릭을 사용할 수 있다.

옵션 1
스내치 가속도계 테스트

가속계나 포스 플레이트를 사용할 수 있는 경우, 5회 반복 세트들을 다양한 중량으로 스내치한다. 세트 사이 휴식은 5분으로 설정하고 최대 파워를 낼 수 있는 중량을 찾는다. 적당한 중량을 찾으면 같은 중량으로 2차례 더 테스트를 하고 둘 중 가장 높은 수치를 기록한다.

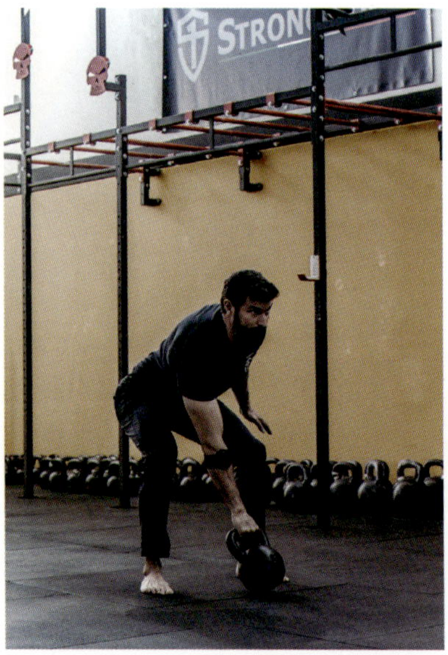
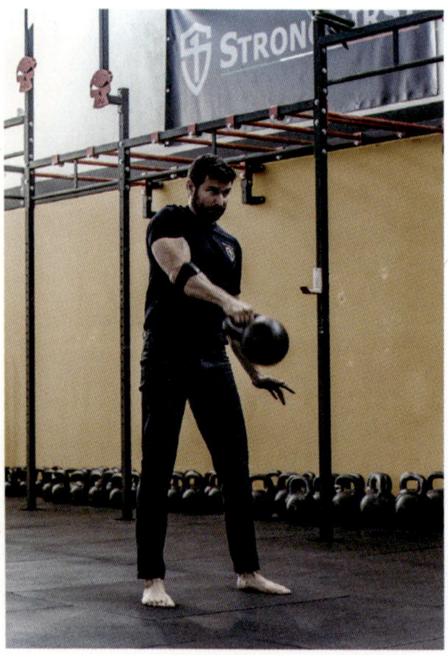
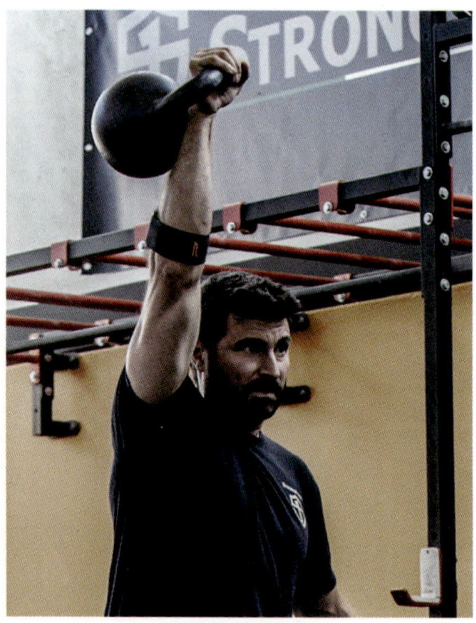

옵션 2
스내치 롱 스프린트 테스트

20~30초 동안 '전력질주'할 수 있는 케틀벨을 정한다.

SFG 표준 외에도 두 가지 규칙이 더 있다.

첫째, 케틀벨을 내려놓거나 손을 바꾸는 것은 허용되지 않는다.

둘째, 락아웃은 엄격하게 지키고 기술표준에 맞게 이루어져야 하지만 1초 미만으로만 이루어져야 한다.

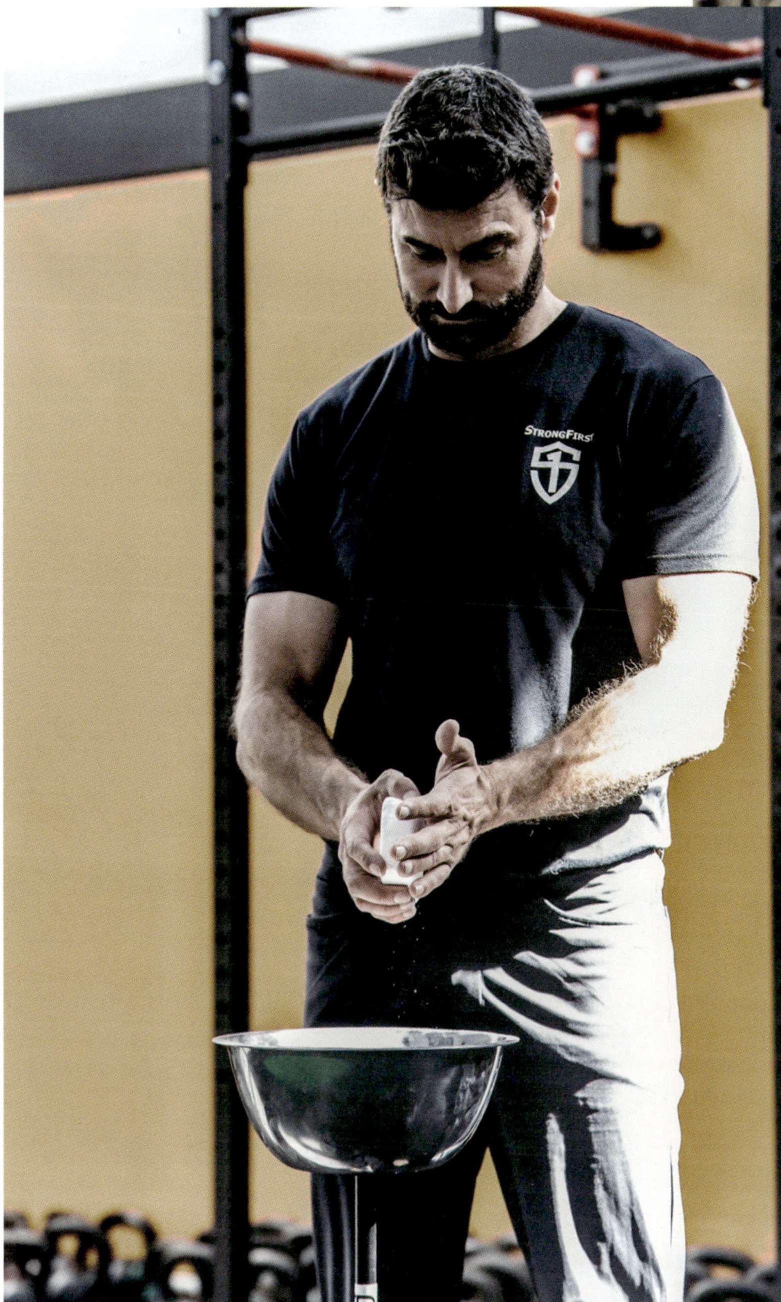

우선 비우세 팔로 먼저 테스트한다. 완벽하고 폭발적인 동작만 횟수로 기록한다. 락아웃 상태에서 1초 이상 멈춘다면, 그 이후에는 테스트 횟수로 기록되지 않으며, 테스트를 중지한다. 이 테스트는 전력질주(스프린트) 테스트임을 상기하라.

선택한 중량의 케틀벨로 최소 20초 이상 스내치 스프린트를 할 수 없는 경우, 이 프로그램을 사용하기에는 너무 무거운 중량인 것이다. 10분간 휴식을 취하면서 더 가벼운 케틀벨로 테스트를 반복한다. 반면 높은 파워로 30초 동안 쉽게 테스트를 할 수 있었다면 10분을 쉬고 좀 더 무거운 케틀벨로 테스트를 반복한다.

그립이 제한 요인으로 작용하지 않기 위해 초크 사용은 자유롭게 한다.

10분 정도 휴식을 취한 후 우세한 쪽 팔을 테스트한다.

PART IV: 즐거운 사냥 시간!

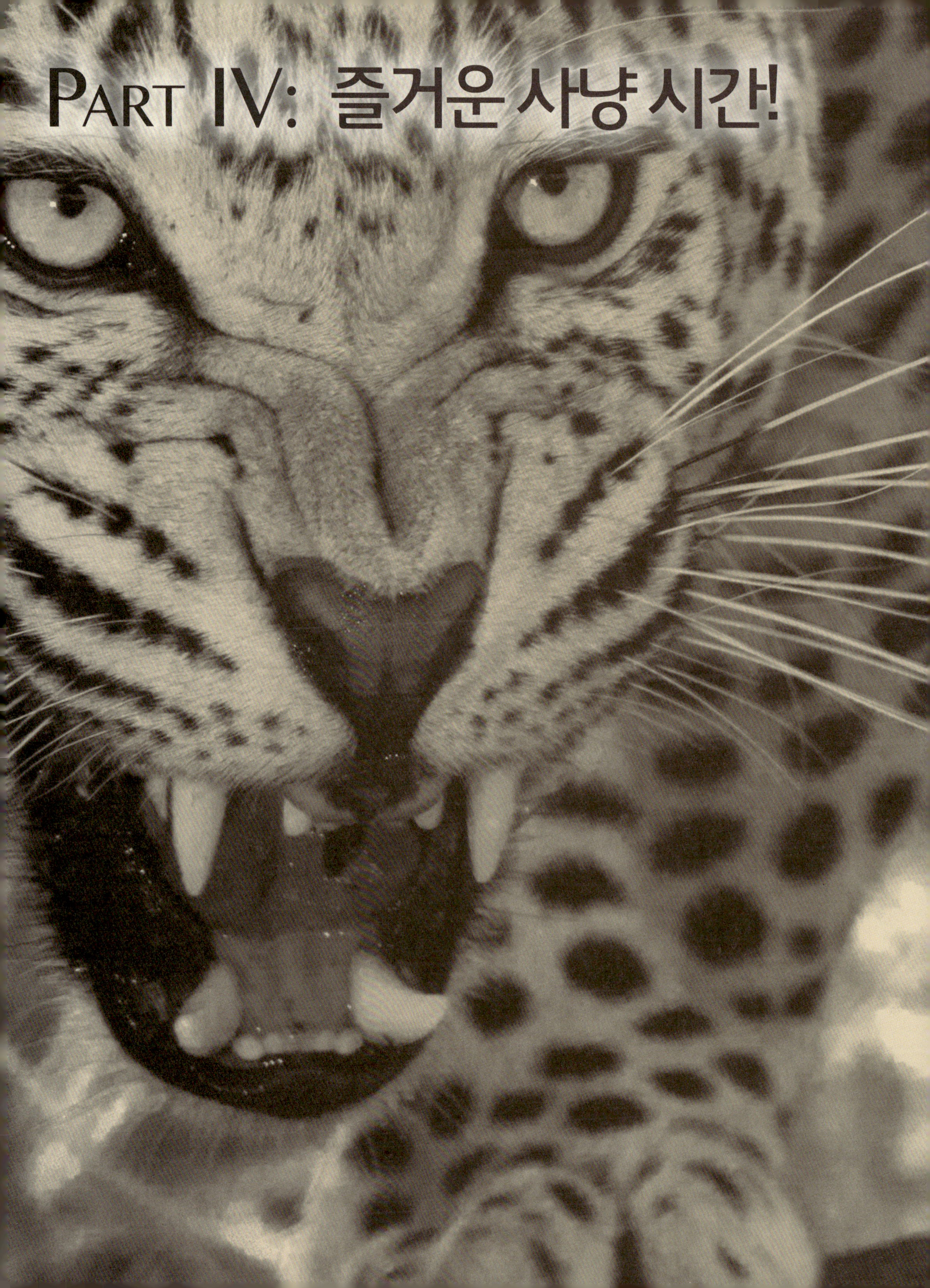

서킷 트레이닝 리미티드

당신의 Q&D 프로토콜은 스윙과 파워 푸시업 두 가지 운동으로 구성된 서킷으로 구성되어 있다.

워밍업을 한 후, 풀pull과 푸시push 운동 시리즈를 번갈아가며 수행한다. 한 시리즈에서 항상 20회 반복을 하는데, 5회 반복 4세트(5/4) 또는 10회 반복 2세트(10/2)로 구성된다.

원암 스윙의 경우, 다음과 같이 팔을 바꿔 가면서 세트를 진행한다. 10L, 10R 또는 5L, 5R, 5L, 5R.

세트와 시리즈 사이에 능동적으로 휴식을 취한다. 주변을 걸어다니면서 '패스트 앤 루즈' 드릴을 수행한다. 마치 팔다리에 묻은 물을 털어내듯 팔다리를 흔든다.

각 시리즈에서 30초마다 5회 반복 1세트, 또는 1분마다 10회 반복 1세트를 하게 된다. 시리즈 사이에는 다음 시간(분)이 시작하기 전 남은 시간에 1분을 더해 휴식을 취한다. 5/4인 경우에 대략 1분 20초를 쉬고, 10/2에서는 1분 45초 정도를 쉬게 될 것이다.

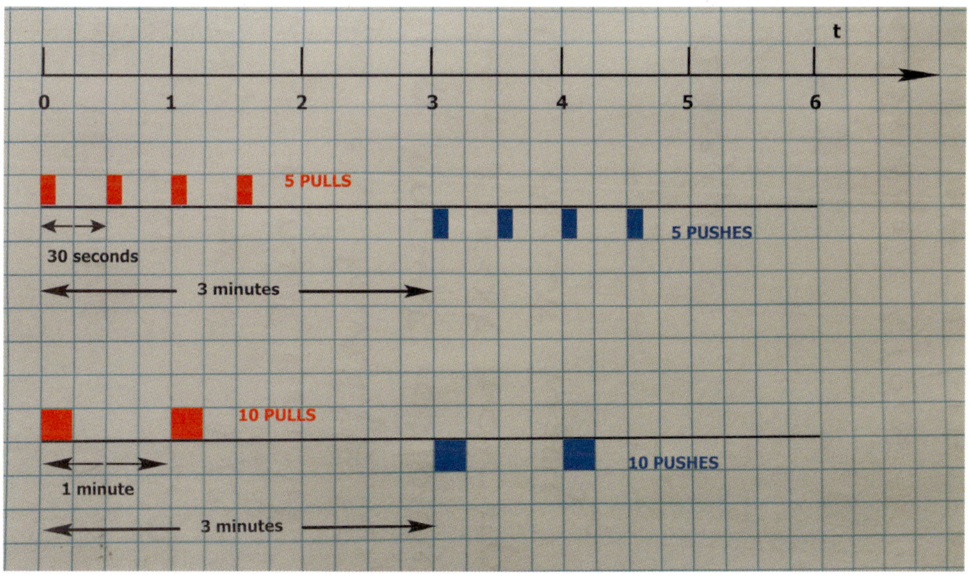

다음은 10/2가 진행되는 과정을 설명한 것이다.

타이머가 00:00에서 시작하면, 왼팔로 10회 스윙을 한다. 첫 1분에서 스윙 후 남은 시간 동안 능동적으로 휴식을 취한다. 타이머가 01:00으로 오면 두 번째 스윙 10회를 한다. 이때는 오른팔로 한다.

두 번째 세트가 끝나면 타이머는 01:15가 되어 있을 것이다. 두 번째 1분의 남은 시간을 휴식하고, 여기에 1분을 더 휴식한다. 타이머가 03:00이 되면 푸시업 시리즈를 시작한다.

매 푸시업 반복마다 테스트 때와 마찬가지로 바닥에서 시작해야 한다는 점을 유의하라.

다음은 5/4로 진행하는 과정이다.

타이머가 00:00에서 시작되면 왼팔로 스윙 5회를 한다. 00:30이 될 때까지 능동적으로 휴식을 취하고 이번에는 오른팔로 5회 스윙을 한다. 그러고 난 뒤 01:00에서 왼쪽 5번, 01:30에서 오른쪽 5번 스윙을 한다.

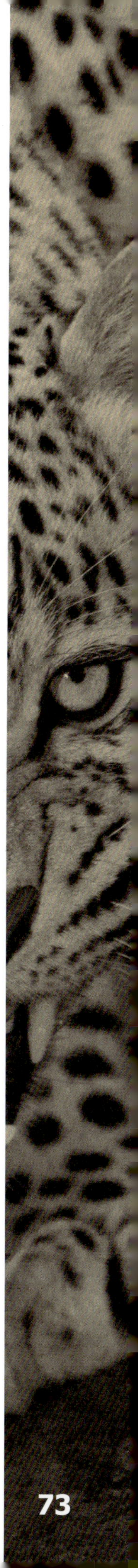

이제 방금 5/4 한 시리즈를 완료하였고 타이머는 대략 01:40일 것이다. 남은 시간 동안 휴식을 취하고 여기에 1분을 더 쉰다. 타이머가 03:00이 되면 같은 방법으로 푸시업 한 시리즈를 시작한다.

정리하자면, 각 운동 한 시리즈의 단일 서킷(총 20회 반복)은 그 사이의 인터벌 휴식을 포함하여 6분이 걸린다. 세션들은 이와 같은 서킷이 2~5회로 구성된다. 12분, 18분, 24분, 30분 정도가 걸리는데 약간의 차이는 있을 것이다. 평균적으로 세션은 20분을 조금 넘는다.

위와 같은 템플릿을 스내치 단일 운동에 적용하면 다음과 같다.

두 가지 드릴을 세트나 시리즈를 번갈아가면서 하는 대신, 왼팔 스내치와 오른팔 스내치를 별도의 이벤트로 취급한다. 한 시리즈에서 왼팔로 총 20회 반복하고, 다음 시리즈에서는 오른팔로 20회 반복한다.

스내치 템플릿과 스윙+푸시업 템플릿과의 유일한 차이는 시리즈 사이에 휴식을 1분 추가하는 것이다. 싱글 케틀벨 스내치에서 하체의 한쪽이 다른 쪽보다 열심히 일을 하는 반면, 다른 쪽 하체가 그동안 완벽하게 휴식을 취하지 않기 때문이다. 따라서 각 시리즈(운동과 휴식 시간 포함)에서 걸리는 시간은 3분이 아니라 4분이 된다.

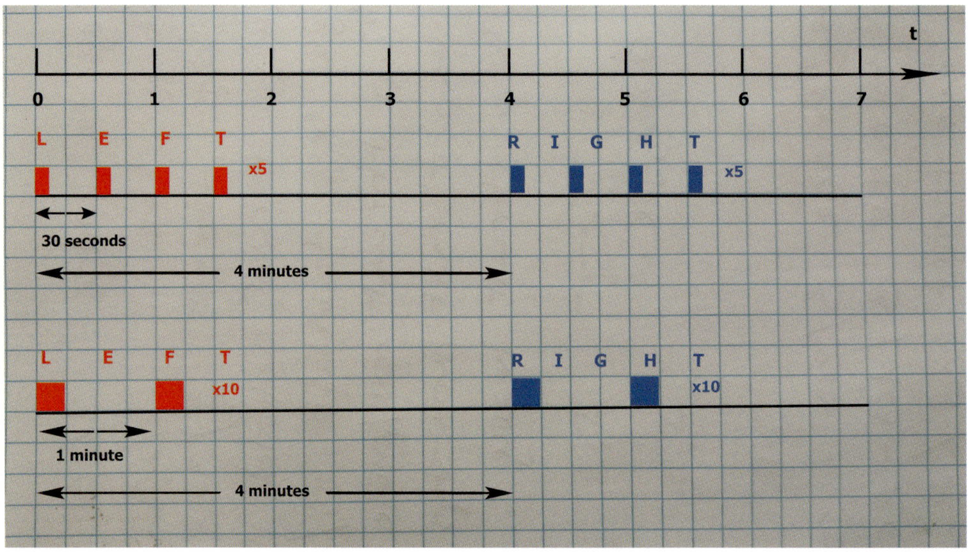

스내치는 최대 파워와 높은 케이던스를 보이며 수행해야 하지만 규정에 맞는 락아웃이 보여야 한다.

워밍업 후, 왼팔과 오른팔로 시리즈를 번갈아 수행한다. 한 시리즈당 항상 20회 반복을 하는데 5회 반복 4세트(5/4), 10회 반복 2세트(10/2)로 구성된다.

각 시리즈에는 한 팔을 사용한다.

- 시리즈 1: 5L, 5L, 5L, 5L
- 시리즈 2: 5R, 5R, 5R, 5R

또는

- 시리즈 1: 10L, 10L
- 시리즈 2: 10R, 10R

세트와 시리즈 사이에는 능동적으로 휴식을 취한다. 주변을 걸으면서 '패스트 앤 루즈' 드릴을 사용하라. 휴식 시간에는 다른 운동을 하지 않는다.

각 시리즈에서, 당신은 매 30초마다 5회 반복 세트, 또는 1분마다 10회 반복 세트를 하게 될 것이다. 시리즈 사이의 휴식은 운동 후 남은 시간에 2분을 더해 휴식한다.

다음은 10/2가 진행되는 과정이다.

타이머가 00:00에서 시작하면 왼팔로 10회 스내치를 한다. 첫 1분에서 10회 스내치 후 남는 시간은 능동적으로 휴식을 취한다. 타이머가 01:00이 되면 왼손으로 10회 스내치 두 번째 세트를 한다.

두 번째 세트의 20회 반복이 끝나면 타이머는 약 01:20일 것이다. 남은 시간을 휴식하고(약 40초) 2분을 더 휴식한다. 타이머가 04:00이 되면 오른팔로 동일하게 시리즈를 진행한다.

다음은 5/4로 진행하는 과정이다.

타이머 00:00에서 왼팔로 스내치 5회를 한다. 00:30이 될 때까지 능동적으로 휴식을 취하고 왼팔 스내치 5회를 한다. 이런 방식으로 01:00에 5회, 01:30에 5회를 한다.

이제 5/4 한 시리즈를 완료하였고 타이머는 01:40일 것이다. 남은 시간을 휴식하고 여기에 2분을 더 쉰다. 타이머가 04:00이 되면 오른팔로 다음 시리즈를 시작한다.

위와 같은 운동 대 휴식 비율은 너무 관대한 것처럼 보인다. 하지만 어떤 경우에라도 휴식 시간을 줄이지 마라! 너무 쉽다고 생각된다면 파워를 더 높게 출력하라.

한 팔로 한 시리즈를 하고(20회 반복) 여기에 다음 시리즈로 진행하기 전의 휴식까지 포함하면 단일 시리즈를 수행하는 데 4분이 소요된다. 각 세션은 이런 시리즈 2~5개로 구성된다. 신사, 숙녀, 제군들, 이 8~20분이 걸리는 세션은 미니멀리즘의 극에 달한 훈련이라 할 수 있다.

왼쪽과 오른쪽을 별도의 운동으로 취급하는 이 전술에 대해 한 번 깨닫고 난 뒤에 스윙에도 적용할 수 있다. 내가 앞서 소개한 특수부대원 중 한 명인 마크는 033 프로토콜을 경험한 지 반년이 지나고 나서 044 프로토콜을 하였다.

> 나는 3주간의 알파인 훈련을 막 마치고 돌아왔다. 목요일에 어떤 사내들이 내게 와서 일요일에 산에 오르는 건 어떠냐고 물어보는 것은 일상적으로 벌어지는 일이다. 훈련이나 어떤 준비 없이 말이다.
>
> 내가 산으로 온 지 사흘째 되는 날, 10마일 산에서 사흘째 되는 날, 나는 어느 정도 고도가 있는 곳에서 10마일 크로스컨트리 스키를 탔다. 지난 8년간 백컨트리 스키backcountry skiing를 타본 적이 없었고 기술적 숙련도도 낮았다. 내가 살아남은 유일한 이유를 솔직하게 생각해보면 4주 전에 044 템플릿을 했기 때문이었다. 내 신체의 후방사슬은 강했고 언덕을 잘 올라갈 수 있게 컨디셔닝되어 있었다. 나의 코어 역시 매우 견고하여 지옥에 있는 것처럼 피곤하고 험한 비탈길을 내려가야 하는 동안 나를 단단하게 지켜주었다.

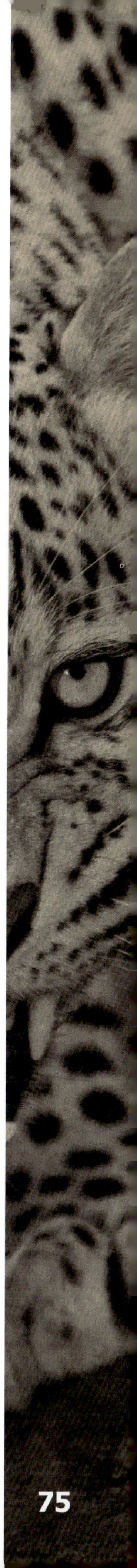

심폐 능력은?

어떤 상황에서도 휴식 시간을 줄이지 마라!

휴식 시간을 훨씬 많이 줄여서 상당한 파워 증가를 보인 사람들을 보았다고 주장할 수도 있을 것이다. 5분 동안 32kg, 48kg 케틀벨로 10/10이라는 엄청난 시니스터 프로토콜을 완수하는 숙녀와 신사들은 어떠할까?

그 수준은 천양지차로 다르다고 할 수 있다. 시니스터를 완수한 이들의 파워는 그 누구와 비교해도 대단하다. 오직 그들 자신하고만 비교할 수 있는 것이다. SFG 팀리더인 록산 마이어스Roxanne Myers의 100번째는 스윙은 남성 대부분의 첫 번째 스윙보다 훨씬 파워풀하다. 그녀의 100번째 스윙보다 강력한 스윙은 그녀의 첫 번째 스윙밖에 없다. S&S(심플 앤 시니스터)는 다른 목표를 타깃으로 한 다른 프로그램이다. S&S에 적용되는 휴식 시간은 Q&D에 적용할 수 없으며, 그 반대도 마찬가지이다.

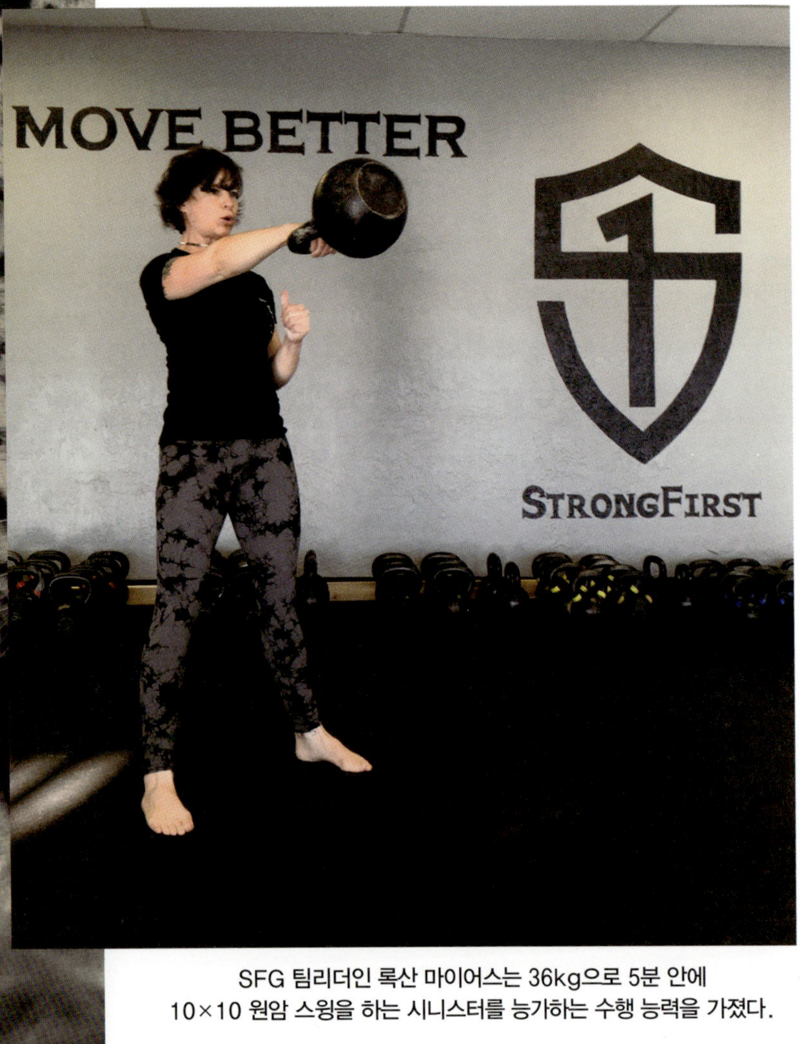

SFG 팀리더인 록산 마이어스는 36kg으로 5분 안에 10×10 원암 스윙을 하는 시니스터를 능가하는 수행 능력을 가졌다.

"어떤 트레이닝 세션에서 인터벌 휴식 시간을 바꾸면… 완전히 동일한 총부하를 적용한다고 하더라도 생화학적 반응은 완전히 다르게 유도된다"라고 야코블레프 교수는 경고하였다.

운동을 하는 근육에 우리가 목표로 하는 적응 작용을 위한 충분한 휴식 시간을 적용하는 것에 대하여, 당신은 두 주요 운동(스윙/푸시업)이 상대적으로 다루고 있지 않은 몇몇 근육들을 자극하기 위해 한두 가지 드릴들을 추가로 하고 싶은 유혹에 사로잡힐 수도 있다.

하지만 그렇게 하지 마라.

예술에서 사용되는 용어 중에는 빈 공간을 남겨둠에 대한 두려움을 의미하는 '공간외포horror vacui'라는 단어가 있다. 이 공포증은 어떤 공간을 꾸미거나 그림을 그릴 때와 마찬가지로 훈련 프로그램 디자인에도 적용된다. 프로그래밍 산림쥐pack rat(작은 물건들을 굴 안에 모으는 설취류)가 되지 마라. 세 번째 운동은 당신이 미니멀리즘을 버리고 레그프레스, 런지 따위를 하거나 필라테스같이 폼롤러에 앉아 어깨 외전근 운동이나 하게 만드는 습관성 마약 같은 것이다.

진지하게 말하건데, 당신이 한 훈련 세션에서 내놓아야 할 신경력nerve force은 매우 많다. 우리의 실험에 따르면 최대 파워 운동으로 총 200회 반복(100회의 풀 운동+100회의 푸시 운동)을 하는 것은 숙련된 선수가 최상의 컨디션으로 처리할 수 있는 최대치이다.

물론 스트렝스, 유산소 지구력 등 몇 가지 다른 요소들을 바로 해볼 수 있겠지만 당신은 이미 해당일의 스피드와 파워를 모두 다 사용하였다.

Q&D는 서킷 훈련이기 때문에, 이 프로토콜이 다루는 목표 중 하나는 '심폐 능력'이다. VO_2max, 산소 운반 능력, 심장과 폐의 능력, 또는 당신의 심폐 능력을 기르기 위한 모든 것을 다룬다.

정부 보건 기구가 정한 심혈관계 운동의 요건을 충족시킬 수 있는 충분한 작용을 하지만 그 이상을 다루지는 않는다. 당신은 지구력 운동이라고 하면 지쳐 쓰러져야 하지 않냐고 생각할 수 있기에 Q&D가 끝난 후 이상하다고 생각할 수도 있을 것이다.

시니어 SFG 지도자인 데릭 토쉬너는 32kg 5분 스내치를 하는 TSC에서 또 다른 어마어마한 퍼포먼스를 보여준 후 다음과 같이 이야기하였다.

> 저는 당신이 보내준 'Q&D' 스내치 프로그램을 확실하게 유지하고 있습니다. 심폐 운동치곤 큰 느낌이 없긴 하지만 어찌된 일인지 여전히 137회나 스내치를 할 수 있었죠. 저는 강인해짐을 느꼈습니다.

활동을 하는 데는 여러 요소가 있다. 더 크고 품질 좋은 미토콘드리아는 그중 앞쪽과 가운데에 위치한 요소이다. 러시아 과학자인 안드레이 안토노프Andrey Antonov는 훈련을 받지 않은 일반 성인의 심장이라도 장거리 경주에서 능숙한 달리기 선수를 따라잡을 수 있도록 충분한 산소를 공급한다고 계산하였다.

> 그렇다면 일반 성인은 왜 달리기 선수만큼 달리지 못하고… 심지어 계단으로 3층까지만 올라도 숨을 헐떡이는가? 이는 그의 근육에 미토콘드리아가 충분하지 않기 때문이다. 미토콘드리아가 없다면 근육이 산소를 사용할 수 없다. 심장은 근육으로 능숙한 달리기 선수에게 필요한 만큼이나 충분한 산소를 가져다주지만 미토콘드리아가 없다면 그러한 산소는 낭비일 뿐이다.

아직 우리는 미토콘드리아가 심장이 전해주는 산소를 완전히 사용하게끔 발달시키는 방업을 잘 알지는 못하지만 중요한 요소에 대해서는 어느 정도 알고 있다.

과학자들은 VO_2max는 병목 현상과 같다고 생각하며 엘리트 지구력 퍼포먼스의 한계라고 믿는다. 오늘날 일반적으로 받아들여지는 관점은, 도달하는 산소를 추출하고 미토콘드리아에서 산소를 이용하는 근육의 능력은 추가적인 성장이 제한되므로 이 능력을 훈련의 우선 순위로 두어야 한다는 것이다.

이러한 관점은 베르코샨스키의 견해를 떠올리게 한다.

물론, 산소 운반 능력이 필요 없다는 것은 아니다. 크로스컨트리 스키처럼 지구력을 중시하는 스포츠에서 높은 목표를 가지고 있다면 이 요소도 훈련시켜야 한다. 그저 당신의 관심사를 '타바타'나 다른 인기 있는 HIIT 프로그램과 떨어뜨리라고 말하고 싶다. 왜 그런가? 이 점에 대해서는 다음에 논하기로 하고, 지금은 당신의 스포츠 분야에서 최고 수준으로 입증된 VO_2max 훈련 방법을 고수하라.

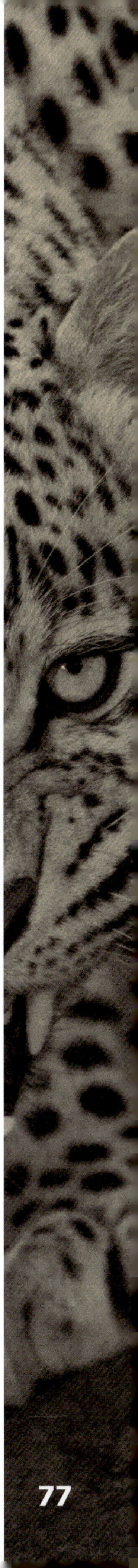

델타 20 원칙

모두가 점진적인 과부하 개념에 익숙해져 있다. 당신은 어제보다 내일 더 무거운 중량을 들려 하고, 더 많은 반복수를 채우려 하거나, 휴식 시간을 더 짧게 취하려고 할 것이다. 그리고 이번 주보다 다음주에는 볼륨, 강도, 또는 훈련 밀도를 더 높이려고 할 것이다. 이외에도 당신은 점진적으로 더 많은 것을 하려 한다. 비록 주기적으로 디로딩 기간(저강도 그리고 중간 강도 훈련일, 좀 더 쉽게 가는 주간, 완전히 새로운 12주간 훈련 사이클 등)을 취하기도 하지만 전체적인 진행 패턴은 화살처럼 직선을 그린다.

아카디 보로비예프 교수는 대안적인 훈련 원칙인 가변적인 과부하variable overload의 원칙을 개발하였다.

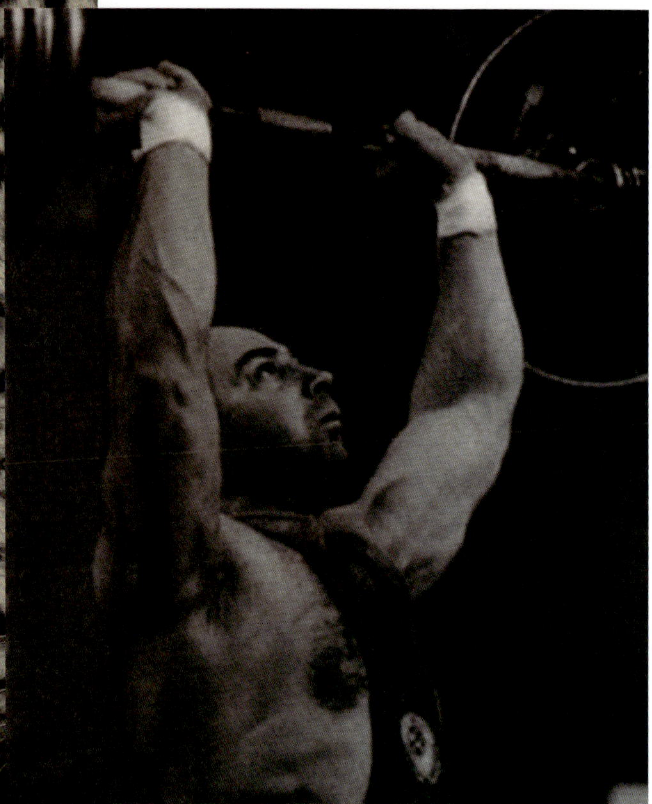

비유기적 그리고 유기적 특성은 모두 소위 말하는 단계적인 기능 변화의 특성을 가집니다. 화학 에너지를 기계적, 전자기적, 그리고 열 에너지로 변환하는 것 역시 단계적으로 발생합니다. 세포 이하 및 세포 수준에 대한 불연속적인 변화들은 살아 있는 유기체의 특성 중 하나일 가능성이 높습니다. 우리는 점진적인 과부하의 원칙 '장기간의 시간에 걸친'을 배제하지는 않지만, 한 선수의 기능적 능력 변화에 갑작스럽지만 적합한 변화를 이끌어내는 부하에 대해 '점프'라는 개념을 제안합니다. 훈련 부하를 구성하는 이 원칙은 적은 부하로 더 높은 결과를 얻을 수 있습니다.

아카디 보로비예프 교수는 역사상 가장 위대한 스포츠과학자 중 한 명이면서도, 20회의 세계 기록 보유자, 올림픽 역도 2회 챔피언이었던 사람이다.

소련의 역도 선수들과 수십 년 후 러시아의 파워리프터들은 가변적 과부하의 원칙 아래 눈부신 성과를 내보였다. StrongFirst에서 우리는 이 소련의 웨이트리프팅 방법론을 충실히 채택하여 전반적인 스트렝스 훈련 시스템인 Plan Strong™을 개발해 여러 기록을 만들었고 지금도 그 결과들이 나오고 있다.

"가변성의 원칙은 오로지 스트렝스 스포츠에만 적용되는 것은 아닌가요?"라는 질문에 보로비예프 교수는 답했다. "아닙니다. 이 원칙은 다른 부하를 구성하는 방법론과 비교하여 육상, 수영, 체조 등 다양한 종목에서 훨씬 더 큰 효과를 도출해내는 것으로 '실험'을 통해 입증되었습니다. … 가변적인 부하 구성의 원칙은 모든 스포츠와 모든 신체적 능력에 적용 가능합니다."

우리는 Plan Strong™ 프로그래밍의 요소를 Strong Endurance™ 교육 프로토콜에 적용하여 큰 성공을 거두었다. 그 핵심은 델타 20 원칙이다. 한 훈련 단위training unit에서 다음 훈련 단위로의 최소한의 볼륨 변화는 20%라는 뜻이다. 그래서 'Δ 20%' 또는 '델타 20Delta 20'이라고 칭한다.

점진적인 과부하에서 적용되는 아기 발걸음과 같은 진행과 비교하면, 가변적 과부하에서는 최소 Δ 20%로, 그리고 정기적으로 Δ 100%, 그 이상 위아래로 볼륨에 변화를 준다. 이 신체 시스템에 충격을 가하면서 기대 이상의 뛰어난 퍼포먼스 향상을 가져다준다. 그리고 보로비예프 교수의 연구에서 밝혀졌듯, 예상치 못한 보다 나은 건강적 이득도 가져다준다.

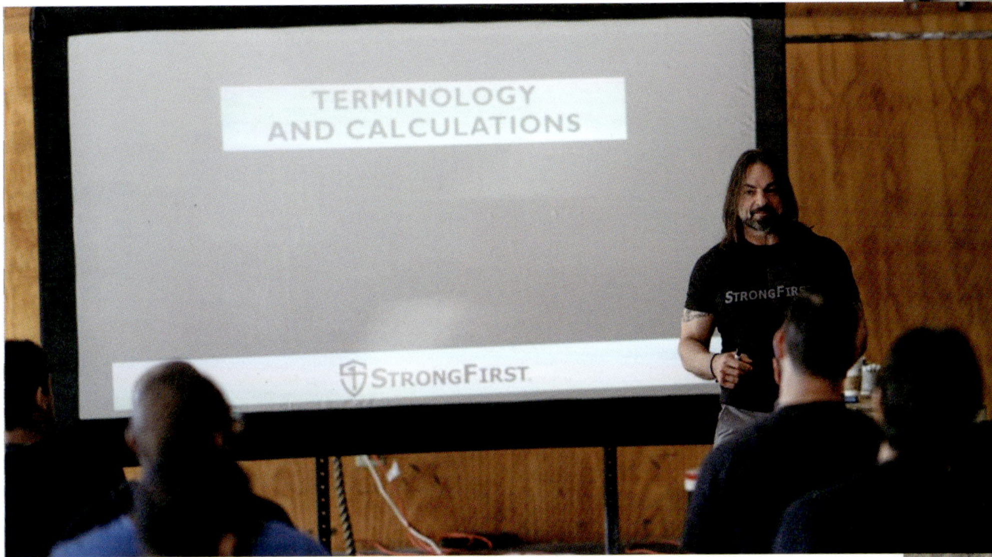

마스터 SFG인 파비오 조닌이 Plan Strong™ 세미나를 진행하고 있다.

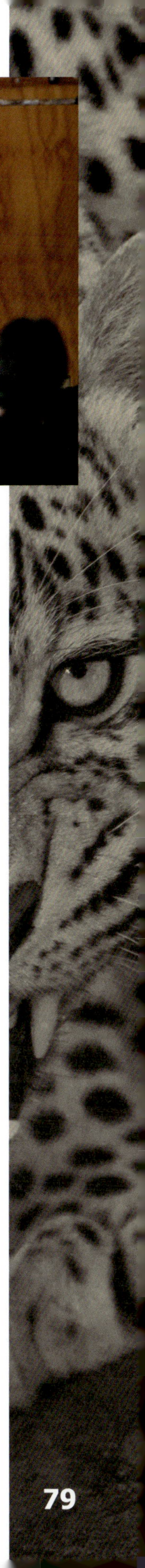

최대 파워를 유지하기 위한 Q&D의 미션을 감안하면, Q&D는 파워 훈련으로 여겨진다. 파워 훈련에서 점진적 부하의 원칙은 전혀 의미가 없는 반면, 가변적 과부하의 원칙은 완벽하게 적합한 원칙이다. 당신은 이미 매 반복마다 100%로 노력하므로 적어도 단기적으로는 더 올라갈 곳이 없다. 당신이 사용하는 저항도는 이미 최대 파워 생산을 위해 최적화되어 있으므로 이보다 높이는 것은 비생산적이다. 훈련 부하는 다양하게 적용할 수 있지만, 진행적인 양상이 아니라 말 그대로 가변적으로 적용되어야 한다. 세트당 반복횟수 또는 세트수를 늘리면 파워가 손상되고 신진 대사 작용과 그에 따른 적응이 인지하기 힘들게 변경된다.

요약하자면, 몇 주에 걸쳐 파워는 증가하고, 최대 파워를 향상시킬 수 있는 중량은 몇 달에 걸쳐 높아가지만, 단기적인 진행은 없으며 오직 연습과 변동성만이 있을 뿐이다.

Q&D 프로토콜에서 변화를 줄 수 있는 완벽한 매개변수는 일일 볼륨, 즉 총 반복횟수이다.

우리는 이미 최대 반복횟수의 숫자가 100회라는 것을 알고 있다. 그렇다면 반복횟수의 최저치와 높은 반복횟수와 낮은 반복횟수 사이의 다른 옵션들은 어떤 것이 있을까?

답은 40, 60, 80, 100이다.

이 숫자들은 몇 가지 이유로 선택한 것이다.

첫째, 이 숫자들은 20의 배수, 즉 시리즈당 반복횟수의 숫자이다.

둘째, 위의 숫자를 연속적으로 배치하면 최소 20%(100회에서 80회)의 볼륨 변화가 일어나며, 다르게 조합하면 그 차이를 150%(40회에서 100회)까지도 만들 수 있다.

셋째, Plan Strong™의 수강자들이 이 숫자들을 분석해보면 아나톨리 체르냑Anatoly Chernyak 교수가 제안한 '마법의 숫자' 또는 안정적 구조적 상수의 핵심을 찌르고 있음을 알게 될 것이다.

프로그램 설정의 단순성 측면에서의 좋은 소식: Q&D 맥락에서 이 숫자들이 어떤 순서로든 배열될 수 있다.

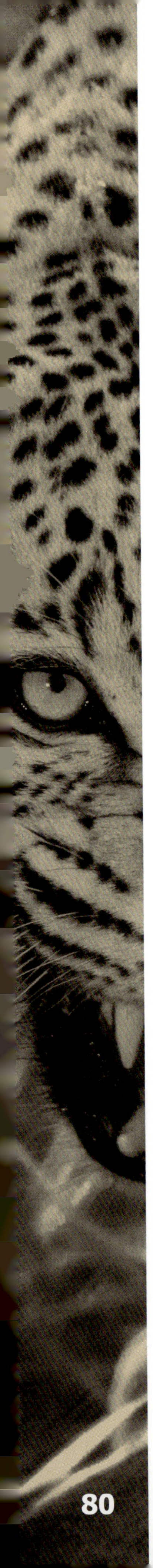

전통적인 선수 훈련 주기화에서는 준비 기간preparatory period과 경기 기간competition period을 가진다. 준비 기간에는 스트렝스, 지구력, 그리고 다른 신체적 자질에 대한 안정적인 장기적 적응을 목표로 한다. 경기 기간에는 신체적 자질 향상보다는 완벽한 단기적 조건을 만들어 준비 기간 동안 만든 잠재력을 발휘할 수 있도록 한다.

만약 특정한 날에 정점을 찍어야 한다면 '마법의 숫자'가 배열되는 순서는 반드시 특별한 공식에 따라야 한다. 그러나 준비 기간에는 어떤 공식도 효과를 낸다.

그리고 이 책을 읽는 많은 독자들의 목적들은 정점을 찍는 것이 아니다. Q&D의 드릴들은 정점을 찍기 위한 운동이 아니다.

나는 2000년대 초 주제 전문가subject matter expert로서 근무하던 특수 부대에 전술적 주기화의 맥락에서 가변적 과부화를 도입하였다.

전통적인 주기화 훈련에서는 장기간의 계획을 세우는데 그 안에는 특정한 날에 정점을 찍는 것을 포함한다. 장기간의 계획, 특정한 날 정점을 찍는 것은 현역으로 복무중인 남녀 군인들의 상황에 맞지 않다. 군부대의 임무에서 적군들은 고중량 스쿼트보다 나쁜 것들을 예고 없이 일으킨다.

전통적인 주기화 훈련과는 반대로, 전술적 주기화 훈련은 급격하고 거의 무작위적 부하 변동을 강조하는 단기적 훈련 계획이다. 즉 고도의 반대로, 전술적 주기화는 훈련 부하의 급격하고 거의 무작위적인 변동을 강조하는 단기 훈련 계획이다. 즉 고도의 운동적 환경kinetic environment들에 적응시키는 날카로운 가변성을 적용하자는 보로비예프 교수의 의견을 반영한 것이다.

물론, 전쟁만이 그런 환경은 아니다. 전쟁이라는 상황보다는 덜 드라마틱하지만 아이들이 가득한 교외의 주택가나 스타트업 캠퍼스와 같은 곳들도 예측 불가능한 일들이 일어나는 곳이다. 그러므로 대부분의 성인은 전문 운동선수들보다는 전사들의 훈련을 모델로 삼아야 한다.

우리가 제시한 엄격하게 정의된 부하 변수들 내에서 더 많은 무작위성을 도입하기 위해 당신은 주간 3회 진행하는 Q&D 각각의 세션에서 주사위를 사용해 사용 반복수를 정할 것이다.

스윙과 푸시업, 두 운동 모두에서 40+40, 100+100… 등 항상 동일한 반복수를 수행한다. 원암 스윙에서는 양팔의 스윙 횟수를 더해 계산한다. 예를 들어 40회 반복으로 설정된 날에는 10L, 10R, 10L, 10R을 수행한다.

스윙과 푸시업을 활용한 진행은 다음과 같다.

스윙+푸시업 운동당 하루 총 반복수(원암 스윙은 양팔의 횟수를 합산)						
주사위 표시 숫자	1	2	3	4	5	6
총 반복수	40	60		80		100
시리즈 숫자	2	3		4		5
세션 시간	12분	18분		24분		30분
주사위를 마지막 세션과 동일한 횟수를 굴렸다면 다시 굴린다.						
만약 오프데이(훈련에 설정하지 않는 날)를 가진다면, 오프데이에는 주사위를 굴리지 않는다. 대신 각 리프팅에 대해 2개의 시리즈(40회 반복)을 수행하라.						

물론, 때로는 상황에 따라 주사위를 사용하지 않고 그저 어제 했던 대로나, 오늘이나 내일의 상황에 따라 가장 적합한 하루 볼륨양을 선택할 수도 있다. 단지 습관적으로 훈련 계획을 짜지 않으면 된다. 어떤 숫자에 대한 편견은 무작위성을 떨어뜨리고 이에 따라 효과를 감소시킬 수 있기 때문이다.

훈련을 하기로 되어 있는데, 당신이 최대 강도로는 하지 않는 훈련일에 대해 최소한 세션의 볼륨은 40회 반복하되 파워를 완전히 발휘하지는 않는다. 긴장을 풀고 노력 조절 다이얼은 최대 기준 약 3/4 정도를 유지한다. 이러한 세션에서도 여전히 많은 이점을 얻을 수 있다. 하나는 길항근에 의한 반생산적인 긴장을 최소화하는 방법을 배우는 것이다. 이는 스윙, 푸시업 및 스내치 모두에 적용된다.

스내치에 적용하는 가변성은 위 다른 드릴들과 동일하게 적용하지만 훈련 세션의 길이는 스윙+푸시업의 2/3 수준으로 한다.

스내치 하루 총 반복수, 양팔의 반복수를 합산						
주사위 표시 숫자	1	2	3	4	5	6
총 반복수	40	60		80		100
시리즈 숫자	2	3		4		5
세션 시간	8분	12분		16분		20분
주사위를 마지막 세션과 동일한 횟수를 굴렸다면 다시 굴린다.						
만약 오프데이(훈련에 설정하지 않는 날)를 가진다면, 오프데이에는 주사위를 굴리지 않는다. 대신 각 리프팅에 대해 2개의 시리즈(40회 반복)을 수행하라.						

시리즈 3회와 시리즈 5회를 하는 날에는 비우세 쪽으로 시작하고 끝난다. 그러므로 20회를 추가로 하게 되는 것이다. 이러한 점 때문에 혼란스러워하진 마라.

이렇게 일별 볼륨을 설정하고 난 뒤에는 주사위를 굴려 계획된 세트와 반복수를 수행하면 된다.

스윙+푸시업 시리즈에서의 세트와 반복수						
주사위 표시 숫자	1	2	3	4	5	6
반복수/세트수	5/4		5/4와 10/2를 번갈아가면서 수행[6]		10/2	
만약 오프데이를 가진다면 주사위를 굴리지 않는다. 대신 두 리프팅에서 5/4를 수행한다.						

스내치 시리즈에서의 세트와 반복수						
주사위 표시 숫자	1	2	3	4	5	6
반복수/세트수	5/4		(5L/4)+(5R/4) 그리고 (10L/2)+(10R/2) 시리즈를 번갈아가면서 수행[7]		10/2	
만약 오프데이를 가진다면 주사위를 굴리지 않는다. 대신 두 리프팅에서 5/4를 수행한다.						

[6] 예를 들어 60회 반복을 하는 날은 다음과 같이 한다. SW(5/4), P(5/4), SW(10/2), P(10/2), SW(5/4), P(5/4).

[7] (5L/4), (5R/4); (10L/2), (10R/2). 시리즈 3회와 시리즈 5회를 하는 날에는 왼팔과 오른팔에 가해지는 부하가 동일하지 않다는 것을 알라.

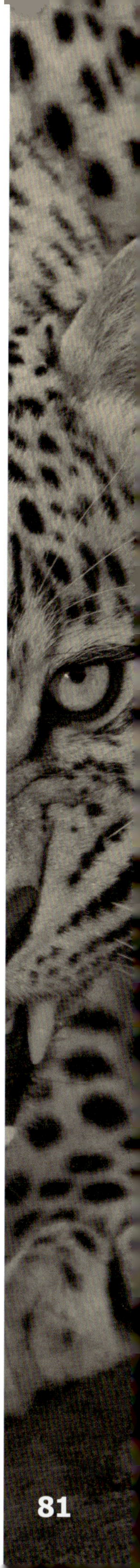

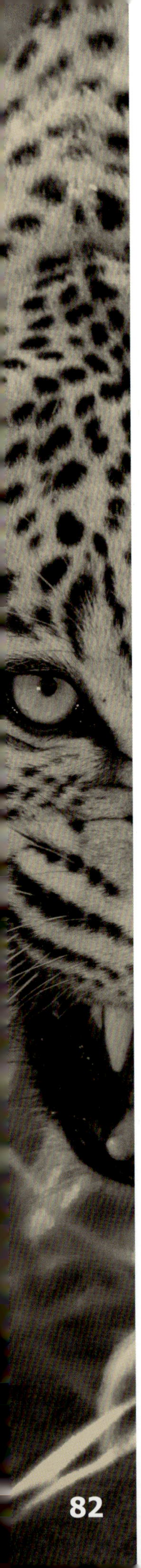

마지막으로, 스윙 계획을 정한다.

스윙 타입						
주사위 표시숫자	1	2	3	4	5	6
스윙 타입	투암 스윙			원암 스윙		

만약 푸시업할 때 손바닥을 사용하는 것과 주먹을 쥐는 것이 동일하게 편한 경우에, 주사위를 사용해 둘 중 어떤 것을 사용할지 정하여 가변성을 더할 수 있다.

푸시업 타입						
주사위 표시 숫자	1	2	3	4	5	6
푸시업 타입	손바닥 사용			주먹 사용		

스내치에서는 전문화된 가변성을 적용하지 않는다. 미니멀리즘이야말로 궁극적인 것이다. 단 하나의 드릴, 단 하나의 버전만 있을 뿐이다.

가변적 과부하는 현존하는 가장 강력한 프로그래밍 도구 중 하나이다. 이는 두 가지 모순되는 조건인 특수성과 새로움을 충족시켜준다. 그리고 이 이원적 구동 알고리즘die-driven algorithms은 매우 정교한 훈련 시스템이 실패할 염려가 없게 작동되는 원리이다.

100년 가는 집 짓기

선수 훈련에 있어 후퇴하거나 심지어 모든 것을 완전히 멈추어야 할 때가 있다.

그리고 이는 운동선수들에게만 해당되는 것은 아니다. 극한의 환경에 노출되는 군인, 잠이 부족한 부모, 그리고 기업가들도 마찬가지이다.

급변하는 시대를 살아가는 독자들을 위한 Q&D는 훈련 중단에 발생하는 디컨디셔닝 상태를 최소화하도록 설계되어 있다. 그 내용은 다음과 같다.

첫째, Q&D에서의 지구력은 미토콘드리아에 근거하며 심폐 능력에 의해 제한되는 개념이 아니다. VO_2max의 저하는 훈련을 중단하여 상태가 저하됨을 알 수 있는 첫 번째 표지자 중 하나이다. 이는 특히 항정 상태 트레이닝steady-state training이 아닌 인터벌 훈련을 했던 경우에 일어나는 일이다. 그리고 (인터벌 훈련으로 높인) VO_2max가 높았던 만큼 감소 폭도 가파르다.

둘째, 공을 들여 단단히 만들어 형성한 것은 급한 펌프질로 부풀린 것보다 오래간다.

'벽돌과 시멘트'로 이루어지는 형태학적 적응들은 생화학적인 적응들보다 훨씬 안정적이다. 여러 방법으로 만든 근육들의 유통기한을 비교해보라. 보디빌딩 스타일로 만든 근육은 체육관 출입을 중단하면 머지않아 줄어든다. 근육에 저장된 글리코겐은 근육을 사용하지 않으면 빠르게 감소한다. 글리코겐 1분자는 3개의 물 분자와 결합되어 있는데 글리코겐이 빠지면서 펌프질로 만든 두꺼운 팔이 금방 쪼그라들기 때문이다. 이와는 대조적으로 파워리프터들은 한 달을 쉬어야 몸이 변하는데, '진짜' 근육인 근원섬유들이 쇠약해지기까지는 한 달 내내 게으름을 피워야 하기 때문이다.

이와 같은 맥락에서, 증가된 미토콘드리아의 양에 기반하는 Q&D 지구력은 변덕스러운 글리코겐 저장량, 해당 효소, 산성 완충제에 의존하는 메트콘 지구력을 능가하는 것이다.

셋째, 천천히 쌓아올린 것이 한 번에 쏟아부어 만들어진 것보다 오래간다.

수십 년 동안 장인정신을 발휘해 정성 들인 노력으로 지어진 집과 아무런 자부심 없이 만들어진 집을 비교해 생각해보라. 앞에서 말한 집은 뒤에 언급한 집이 무너지고도 수세기 동안 남아 있을 것이다.

훈련 기간이 길수록 적응화된 것들은 견고해지고 훈련 중단의 악영향에 대한 저항력은 높아진다. 소련 과학자들은 두 그룹의 피험자에게 30일 동안 훈련 중단을 시행하였다. 훈련 중단 전, 한 그룹은 30일 동안, 다른 그룹은 90일 동안 훈련을 받았다. 한 달의 게으른 시간이 지난 후, 첫 번째 '속성 훈련' 그룹의 산화 능력oxidative capacity은 훈련을 받기 전 수준으로 되돌아가 아무것도 한 게 없는 상태가 되었다. 반면 체육관에서 긴 시간을 보냈던 두 번째 그룹의 경우에는 산화 능력의 저하가 전혀 보이지 않았다.

Q&D는 몇 주가 아니라 몇 달, 몇 년 동안 수련하도록 만들어져 있다.

넷째, 파워에 집중하는 Q&D의 특징은 훈련량이 줄어든 시간 동안에도 모든 신체적 능력을 유지할 수 있게 해준다.

소련에서는 저용량 유지 보수 부하에서 속도 구성 요소가 클수록 디트레이닝 방지 효과가 더욱 분명하다는 것을 발견하였다. 야코블레프 교수는 "이러한 점은 어떤 이유에서든 선수가 풀 볼륨 훈련을 멈춰야만 하는 상황에 처할 때, 훈련 수준을 유지하기 위해 특별히 낮은 볼륨 부하를 사용할 수 있는 기회를 제공합니다"라고 말하였다. 이것이 '패스트 퍼스트'를 해야 하는 또 다른 이유이다.

다섯째, 오늘의 훈련 빈도를 줄임으로써 미래의 디트레이닝 속도를 늦출 수 있다.

냉전 기간 동안 독일 과학자들은 더 자주 훈련할수록 더 빨리 디트레이닝 상태가 되고, 그 반대도 마찬가지라는 사실을 발견하였다. 따라서 만약 일반적으로 일주일에 두 차례 정도 훈련한다면 가끔 일주일이나 그 이상 건너뛰는 것이 퍼포먼스에 나쁜 영향을 덜 줄 것이다.

Q&D는 오직 일주일에 두 차례 훈련하는 옵션을 가지고 있다. 매일 훈련하는 것이 미토콘드리아 적응에는 선호되지만, 앞서 언급한 숙련된 레슬링 선수들을 대상으로 한 반복 스프린트 실험에서 볼 수 있듯이 일주일에 두 번이면 충분한 성과를 거둘 수 있다. 일주일에 두 차례 훈련하는 것이 스트렝스와 근비대 측면에서도 충분하다는 산더미와 같은 많은 증거가 있다.

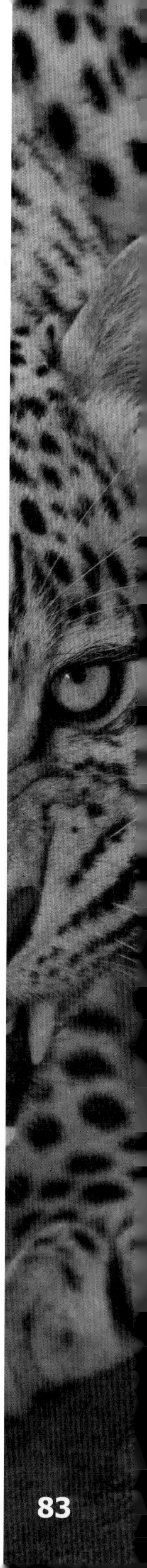

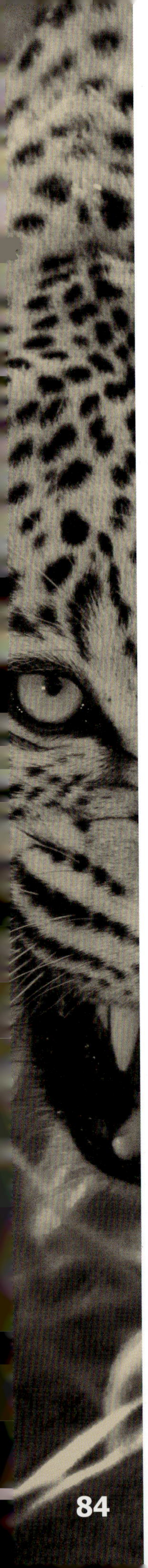

스케줄

훈련은 일주일에 두 번이면 결과를 내고 세 번이면 더 좋다.

많은 유형의 훈련들에서 주 2회 빈도는 효과를 내는 최소 빈도이며, 주 4회부터는 이득이 줄어드는 지점이다. 따라서 Q&D에서는 주 3회(우리의 오랜 친구인 월/수/금 스케줄), 즉 효과와 효율성을 동시에 잡는 것을 선택한다.

Q&D 훈련일.

Q&D 세션의 짧고 열정적인 특성을 감안하면 다른 유형의 훈련들과도 쉽게 맞출 수 있다. 단 Q&D를 하기 전에는 아무것도 하지 않는다는 것만 기억하라. 패스트 퍼스트.

적절한 워밍업을 한 후 Q&D를 한다. 건강관리 전문가가 권하는 최소한의 것과 건강을 유지하는 데 필요한 모든 것을 수행한다. 훨씬 더 광범위한 워밍업은 파워 운동의 퍼포먼스를 향상시키긴 하지만(하지만 스트렝스 운동들은 그렇지 못하다), 초미니멀리스트의 목적을 충족하기는 어렵다.

예를 들어 나의 개인적인 Q&D(스윙과 패러럴바 딥스로 구성)를 위한 준비 운동은 다음과 같다.

- 어깨너비의 약 두 배 정도 넓게 다리를 벌리고 양발은 바깥으로 45도 돌린 자세로 평행보다 약간 낮게 스쿼트를 한다. 그곳에 멈춰 있으면서 '고관절들을 소켓에서 뽑아낸다.' 그리고 약 10초 가량 고관절을 이리저리 움직여 벌린다.
- 기둥을 등지고 선다. 허리 높이에서 양손을 뒤로 보내 기둥을 잡는다. 몸을 앞으로 기울이고 양 쇄골을 옆으로 벌리면서 가슴을 열려고 노력하여 딥스의 바닥 자세를 준비한다. 여기서도 약 10초 정도 있는다.
- 고관절 신전 동작에 집중하면서 골반을 몇 차례 돌린다. 워밍업의 마지막 10초를 여기서 한다.

워밍업 자체로 총 30초가 걸린다. 자세를 바꾸는 것까지 고려하면 약 1분 정도 걸린다. 자! 이제 준비가 끝났다.

주의할 것은 위의 예시는 지극히 개인 맞춤으로 당신에게 따라 하라고 소개한 것이 아니라는 점이다. 나는 수십 년간 워밍업 없이 훈련하고 있다. 이는 모든 이를 위한 워밍업 방안이 아니다.

(정신적, 육체적으로) 상쾌한 상태에서 훈련에 임하라.

하루 중 훈련하기 가장 좋은 시간은 당신이 어떤 것을 우선 순위에 놓는지에 달려 있다.

파워를 목표로 하는 경우, Q&D를 이른 저녁, 최소한 취침 시간에 가깝지 않은 저녁 시간에 하라. 이 프로토콜은 당신의 에너지 상태를 고양시킬 것이며 훈련 직후에 잠들기 어려울 수도 있다.

건강과 지구력을 목표로 하는 경우, Q&D를 아침 공복에 한다.

영양에 대한 조언을 하지 않는다는, 수십 년 동안 지켜온 나의 방침에서는 어긋난 깜짝 놀랄 만한 일이지만, 이는 미토콘드리아에 관한 연구들에서 너무나 일관적으로 제시되고 있기에 무시할 수 없는 메시지였다.

ATP에 대해 앞에서 논의한 바와 같이, AMPK는 AMP뿐만 아니라 다른 저에너지 징후도 측정한다. 이처럼 AMPK는 보디빌더처럼 먹거나 마라토너처럼 글리코겐을 비축하는 형식으로 먹으면 훈련으로 쉽게 활성화되지 않는다. 이점이 바로 아침 공복 상태에서 Q&D 훈련을 하는 것이 가장 효과적인 이유이다.

분명 말하건대, 훈련 전이나 훈련중 얼토당토않은 '에너지 드링크'들을 마시는 것은 미토콘드리아를 목표로 한 당신의 훈련 효과를 억제할 것이다.

공복 상태는 심지어 훈련 후에도 어느 정도 유지해야 한다. 연구에 따르면 이상적으로는, 훈련으로 미토콘드리아를 자극하고 난 뒤에도 한동안 공복 상태를 유지해야 한다고 한다. 공복 상태를 어느 정도 유지해야 하는 지는 개인별로 많은 요인의 영향을 받는다. 분명, 고양이의 경우 먹이를 주는 것을 미루면 글리코겐 보충과 근비대에 좋지 않은 영향이 있다.

Q&D를 시작할 때 풀 로딩으로 바로 뛰어들지 말고, 2~3주에 걸쳐 쌓아나가야 한다. 첫 주에는 40회와 60회 반복만을 한다. 만약 주사위를 던져 더 높은 반복수가 나온다면 다시 굴린다. 두 번째 주에는 80회 반복까지는 괜찮으나 여전히 100회까지는 하지 않는다. 그 다음에야 풀 로딩으로 가는 것이 좋다.

첫 주에는 5/4 시리즈만 진행한다. 두 번째 주에는 이제 주사위를 사용하지만 5/4 시리즈, 그리고 5/4와 10/2를 번갈아 하는 옵션으로만 진행한다(10/2로만 하는 것은 제한). 셋째 주부터는 모든 옵션을 사용할 수 있다.

1, 2주 동안 파워는 80~90%로 낮춰 진행하고 그 다음 주부터 100% 파워를 사용한다.

초반에는 스윙와 스내치에서 케틀벨이 떨어질 때 자유낙하로만 한다. 최대 파워로 편안하게 100회를 수행할 수 있으면 오버스피드 이센트릭 기법을 쉽게 사용할 수 있을 것이다. "무엇을 하든 자신의 능력을 과대평가하지 마십시오"라고 멜 시프 박사는 경고하였다. "이 기법은 실제로 '최대 초과' 힘supramaximal force을 사용하는 훈련이며 연부조직에 극도의 스트레스를 가할 수도 있음을 기억하십시오"라고 덧붙였다.

케틀벨이 내려오면서 돌아올 때 가볍게 가속하는 것으로 시작한다. 다음 중 하나가 발생할 때까지 매우 천천히 속도를 높여간다.

- ✓ 케틀벨이 하강할 때 파워를 더 가하면 부상을 입을 수도 있다는 것을 감지한다.
- ✓ 손바닥의 피부가 더 격렬한 감속을 버틸 수 없다는 것을 느낀다.
- ✓ 케틀벨을 더 빨리 아래로 그리고 뒤로 보낼 수 없을 것 같은 느낌이 든다.

이러한 지점에서 파워를 다시 테스트해본다. 아마 확실히 사용 중량을 높여야 할 때일 것이다.

케틀벨의 하향 가속도를 정할 때 점진적으로 진행해야 하는 이유는 다음과 같은 운동 에너지 공식으로 확인할 수 있다.

$$KE = (mv^2)/2$$

움직이는 물체에 의한 운동 에너지kinetic energy는 물체의 질량과 그 속도의 제곱을 곱한 것과 정비례한다. 총알의 질량을 두 배로 늘리면 파괴력은 두 배로 커진다. 하지만 속도를 두 배 높이면, 그 치명적인 에너지는 네 배로 증가할 것이다.

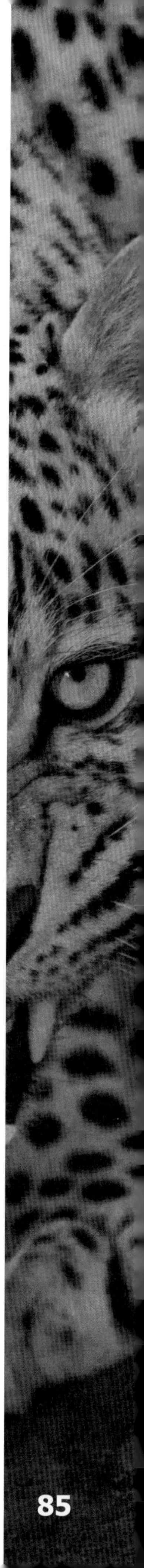

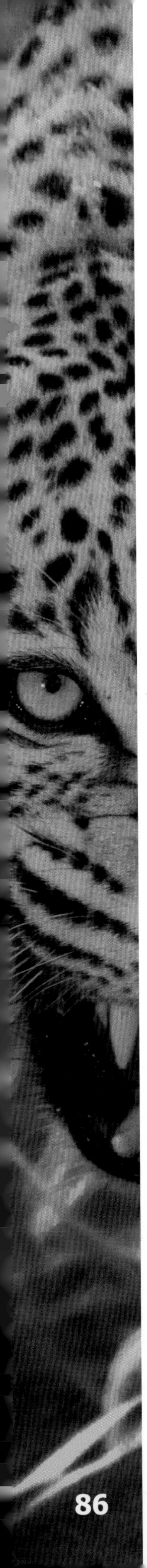

Q&D 요약: 스윙과 푸시업

Q&D는 파워에 중점을 두고, 다양한 신체적 능력을 개발하는 동시에 피로와 통증을 최소화하고 다른 일을 하기 위한 충분한 시간과 에너지는 보존하는 진보한 미니멀리즘의 독립적인 GPP 플랫폼이다.

언제 훈련하는가

일주일에 2~3번 훈련한다.

(정신적 육체적으로) 상쾌한 상태에서 훈련한다.

하루 중 훈련하기 가장 좋은 시간은 당신이 어떤 것을 최우선 순위로 두는지에 달려 있다.

- 파워가 목표인 경우, Q&D는 취침 시간에 가깝지 않은 이른 저녁에 훈련한다.
- 건강과 지구력이 목표인 경우, Q&D는 아침 공복에 훈련한다.

훈련 세션 구성

적절한 워밍업을 선택하고 수행한 후 Q&D를 한다.

풀 운동과 푸시 운동들은 최대 파워, 높은 케이던스, 그리고 SFG와 SFB 기술표준을 완전히 준수하여 수행해야 한다.

스윙에서는 케틀벨을 띄우는 것을 잃지 말고, 푸시업에서는 완전히 락아웃하는 것을 잊지 마라!

워밍업을 한 뒤에 풀 운동과 푸시 운동 시리즈를 번갈아 한다. 한 시리즈는 항상 20회 반복으로 구성되는데, 한 시리즈는 5회 4세트(5/4) 또는 10회 2세트(10/2)로 구성된다.

원암 스윙인 경우, 10L, 10R 또는 5L, 5R, 5L, 5R, 5R로 진행한다.

세트와 시리즈 사이에는 능동적으로 휴식을 취한다. 주변을 걸어 다니면서 '패스트 앤 루즈' 드릴을 한다.

각 시리즈에서, 당신은 매 30초마다 5회 반복을 하거나, 1분마다 10회 반복을 할 것이다. 시리즈 사이의 휴식 시간은 다음 분이 시작하기까지 남은 시간에 1분을 더한다. 따라서 시리즈 사이 휴식 시간은 5/4 경우에는 1:20 정도, 10/2는 1:45초 정도 휴식한다.

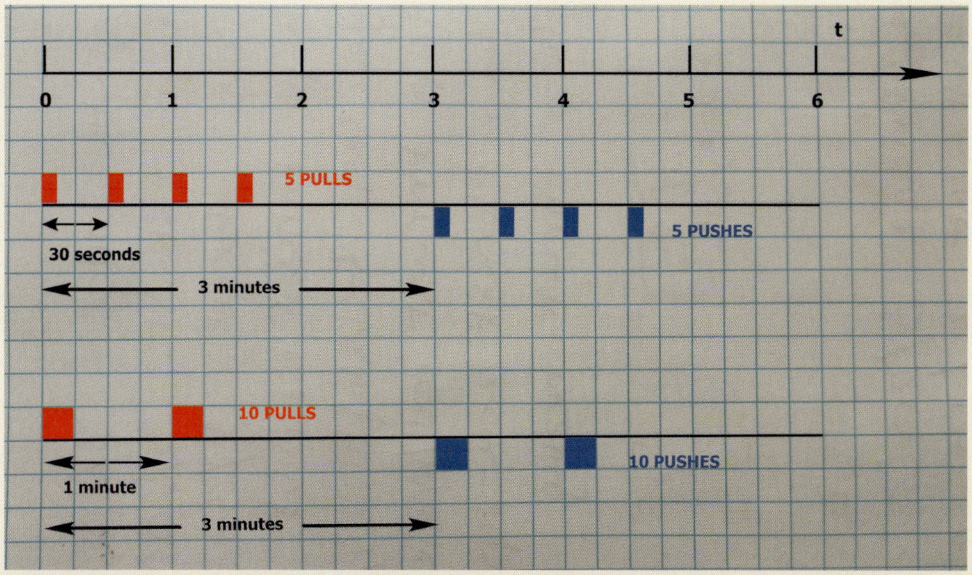

어떤 경우에도 휴식 시간을 줄이지 마라! 훈련이 너무 쉽다고 생각되면 파워를 더하라.

훈련의 부하량

주사위를 굴려 부하 변수를 결정한다.

1단계: 세션의 볼륨 정하기

한 운동의 시리즈 수는 2~5회(총반복 40~100회)이다. 원암 스윙에서 반복수는 양팔을 합산하여 계산한다.

항상 스윙으로 시작하고, 두 드릴은 동일한 수의 시리즈를 수행한다. 하루 볼륨량을 결정하기 위해 주사위를 굴린다.

<table>
<tr><th>주사위 표시 숫자</th><th>1</th><th>2</th><th>3</th><th>4</th><th>5</th><th>6</th></tr>
<tr><td>총반복수</td><td>40</td><td colspan="2">60</td><td colspan="2">80</td><td>100</td></tr>
<tr><td>시리즈 숫자</td><td>2</td><td colspan="2">3</td><td colspan="2">4</td><td>5</td></tr>
<tr><td>세션 시간</td><td>12분</td><td colspan="2">18분</td><td colspan="2">24분</td><td>30분</td></tr>
<tr><td colspan="7">만약 주사위를 굴렸는데 지난 세션과 같은 반복수가 나오면, 다시 굴린다.</td></tr>
</table>

오프데이를 설정했다면 주사위를 굴리지 않는다. 대신 각 리프트마다 2개의 시리즈(40회 반복)를 수행하라.

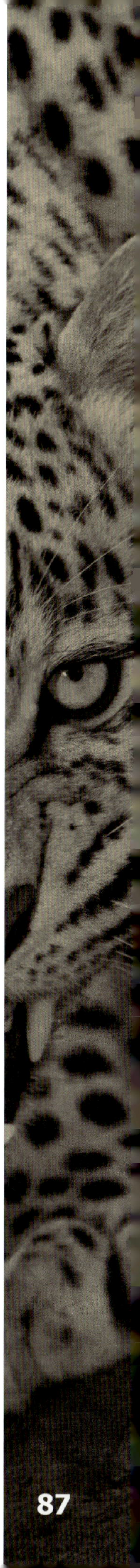

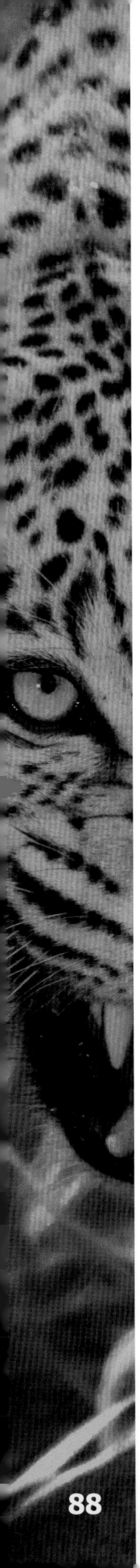

2단계: 시리즈의 반복수와 세트수 정하기

주사위 표시 숫자	1	2	3	4	5	6
반복수/세트수	5/4		5/4와 10/2 시리즈를 번갈아가면서 한다.		10/2	

만약 오프데이를 설정하였다면, 오프데이에는 주사위를 굴리지 않고, 두 리프트에서 5/4를 한다.

3단계: 스윙 타입 정하기

주사위 표시 숫자	1	2	3	4	5	6
스윙 타입	투암 스윙			원암 스윙		

4단계: 푸시업(선택 사항)

주사위 표시 숫자	1	2	3	4	5	6
푸시업 타입	손바닥			주먹 쥐고		

Q&D 요약: 스내치

Q&D는 파워에 중점을 두고, 다양한 신체적 능력을 개발하는 동시에 피로와 통증을 최소화하고 다른 일들을 하기 위한 충분한 시간과 에너지는 보존하는 진보한 미니멀리즘의 독립적인 GPP 플랫폼이다.

언제 훈련하는가

일주일에 2~3번 훈련한다.

(정신적 육체적으로) 상쾌한 상태로 훈련한다.

하루 중 훈련하기 가장 좋은 시간은 당신이 어떤 것을 최우선 순위로 두었는지에 달려 있다.

- 파워가 목표인 경우, Q&D는 취침 시간에 가깝지 않은 이른 저녁에 훈련한다.
- 건강과 지구력이 목표인 경우, Q&D는 아침 공복에 훈련한다.

훈련 세션 구성

적절한 워밍업을 선택하고 수행한 후 Q&D를 한다.

스내치는 최대 파워, 높은 케이던스 및 SFG 기술표준을 완전히 준수하여 수행해야 한다. **느슨한 락아웃으로 스내치를 망치지 마라!**

왼쪽 스내치와 오른쪽 스내치는 별도의 이벤트로 다룬다. 한 시리즈에서 왼팔로 총 20회의 스내치를 한다. 이어지는 시리즈에서는 오른팔로 총 20회의 스내치를 한다.

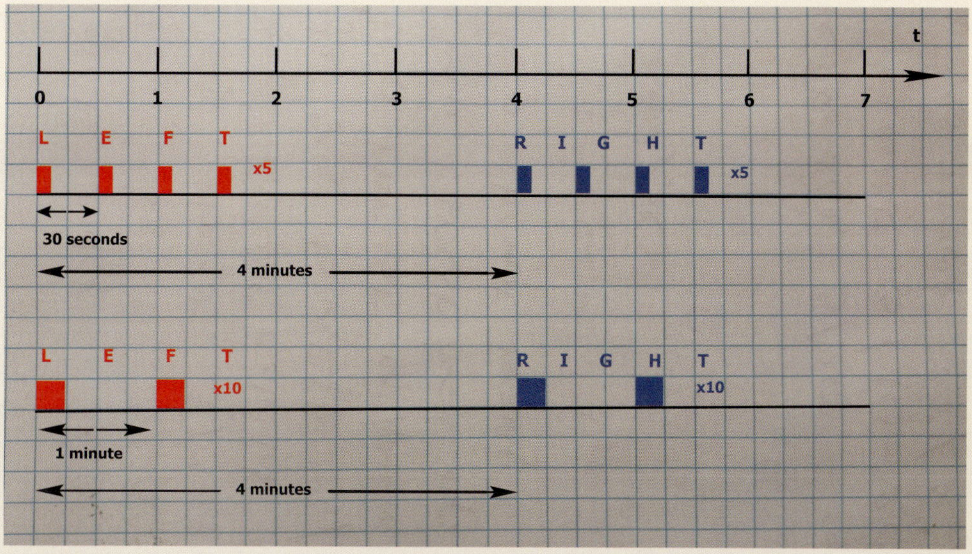

워밍업 후, 왼팔과 오른팔 시리즈들을 번갈아가면서 수행한다. 한 시리즈는 항상 20회 반복으로 구성하는데, 5회 4세트(5/4) 또는 10회 2세트(10/2)로 구성된다.

각 시리즈에서는 하나의 팔만 사용한다.

- 시리즈 1: 5L, 5L, 5L, 5L
- 시리즈 2: 5R, 5R, 5R, 5R, 5R

또는

- 시리즈 1: 10L, 10L
- 시리즈 2: 10R, 10R

세트와 시리즈 사이에는 능동적으로 휴식을 취한다. 주변을 걸어 다니면서 '패스트 앤 루즈' 드릴을 한다. 휴식 시간에 다른 운동을 하지 마라.

각 시리즈에서, 매 30초마다 5회 반복을 하거나 1분마다 10회 반복을 할 것이다. 시리즈 사이의 각 시리즈에서, 여러분은 매 30초마다 5개의 리프를 하거나 분마다 10개의 리프를 할 것이다. 시리즈 사이의 휴식 시간은 다음 분이 시작될 때까지 남은 시간에 2분을 더한 시간이다.

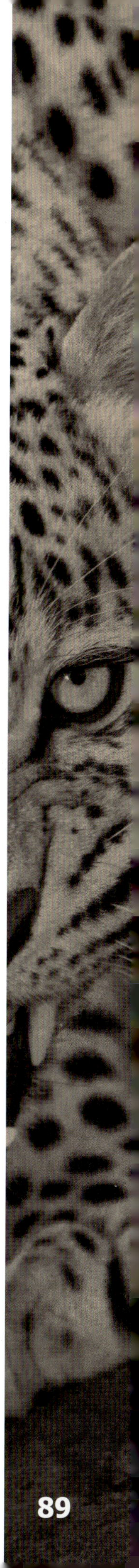

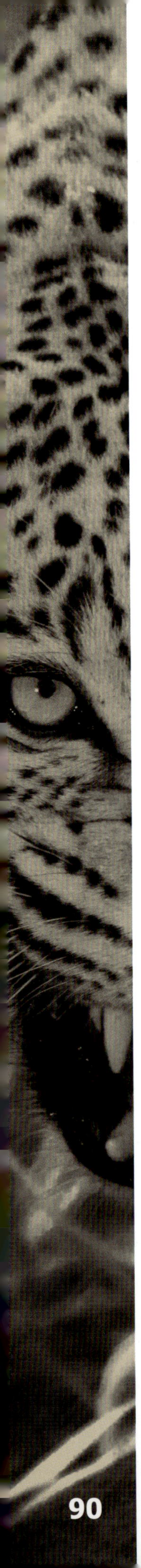

어떤 경우에도 휴식 시간을 줄이지 마라! 훈련이 너무 쉽다고 생각되면 파워를 더하라.

한 시리즈를 하는 시간은 한 팔 스내치 총 20회 반복을 하는 시간과 다음 시리즈를 시작하기 전 휴식 시간을 합치면 4분이 걸린다. 각 세션은 2~5개의 시리즈로 구성되며 총 8~20분이 걸린다.

훈련의 부하량

주사위를 굴려 부하 변수를 결정한다.

1단계: 세션 볼륨 정하기

볼륨은 양팔로 한 스내치 반복을 합친 것이다.

<table>
<tr><th>주사위 표시 숫자</th><th>1</th><th>2</th><th>3</th><th>4</th><th>5</th><th>6</th></tr>
<tr><td>총 반복수</td><td>40</td><td colspan="2">60</td><td colspan="2">80</td><td>100</td></tr>
<tr><td>시리즈 숫자</td><td>2</td><td colspan="2">3</td><td colspan="2">4</td><td>5</td></tr>
<tr><td>세션 시간</td><td>8분</td><td colspan="2">12분</td><td colspan="2">16분</td><td>20분</td></tr>
<tr><td colspan="7">만약 주사위를 굴렸는데 지난 세션과 같은 반복수가 나오면, 다시 굴린다.</td></tr>
</table>

시리즈를 3회, 5회 하는 날에는 비지배적인 쪽 팔로 시작하고 끝내기 때문에 (비지배적인 팔을) 20회 추가적으로 한다는 점에 유의하라.

오프데이에는 주사위를 굴리지 말고 시리즈를 두 번(40회) 한다.

2단계: 시리즈의 반복수와 세트수 정하기

<table>
<tr><th>주사위 표시 숫자</th><th>1</th><th>2</th><th>3</th><th>4</th><th>5</th><th>6</th></tr>
<tr><td>반복수/세트수</td><td colspan="2">5/4</td><td colspan="2">(5L/4)+(5R/4)와
(10L/2)+(10R/2) 시리즈를
번갈아가면서 수행한다.</td><td colspan="2">10/2</td></tr>
</table>

오프데이에는 주사위를 굴리지 말고, 5/4한다.

각자를 위한 선택

A+A[8]과 같은 양립 가능한 훈련 방법으로 넘어가기 전에 Q&D에 얼마나 머물러야 하는가?

이상적으로는 3개월 정도이다.

첫 6주 이내에는, 미토콘드리아와 근원섬유의 적응이 가장 두드러진다. 새로운 파워 및 컨디셔닝을 자신의 것으로 만드는 데 다시 6주를 더 할애한다.

12주 이상 Q&D에 머무를 수 있는가?

그렇다. 우리는 프로 선수들을 포함한 몇몇 선수들에게 수개월 동안 Q&D를 성공적으로 적용하였다. 보로비에프 교수에 의해 발견된 바와 같이 높은 가변적 부하 원칙은 정체기가 오는 것을 연장하였다.

하지만 델타 20 원칙이 당신을 도와준다고 하더라도, 결국 향상 속도는 줄어들 것이다. 최소한의 시간과 에너지 투자로 높은 수준의 퍼포먼스를 유지하는 데 만족하라. 혹은 Q&D에 추가적인 형태의 가변성을 도입함으로써 이익을 계속 얻을 수도 있을 것이다.

훈련일을 변화시킴

가변성을 도입할 수 있는 한 가지 유형은 주당 훈련일수를 변경하는 것이다. 만약 당신이 비대칭을 강박적으로 싫어하는 타입(꽃병이 정확히 탁자 가운데에 있어야 해!)이 아니라면 훈련에서 전통적으로 사용되는 월/수/금 스케줄 대신 동전이나 주사위를 던져보라.

일찍이 소련의 코칭에서는 '특정 자극을 엄격한 순서와 간격을 두고 반복시킬 때' 적응이 가장 잘 일어난다는 파블로프Pavlov의 가르침에 의해 주도되었다. 1960년대에도 소련에서는 여전히 높은 규칙성을 자산으로 여겼다. 그 뒤, 보로비에프 교수는 초심자들에게는 월/수/금요일과 같이 일정한 리듬으로 훈련시키는 것이 좋지만, 시스템에서 더 많은 놀라운 일들이 필요한 숙련된 선수들에게는 이렇게 일정한 리듬을 적용하는 것이 최선의 선택은 아니라고 결론 내렸다.

토요일과 일요일은 쉰다. 주중 그 외의 요일에는 매일 동전과 주사위를 던져라.

오늘 훈련을 할까?		
동전	윗면	아랫면
주사위	1, 2, 3	4, 5, 6
훈련	훈련한다.	훈련하지 않는다.

[8] 'A+A' 또는 '젖산+유산소' 훈련alactic plus aerobic training은 소련의 전통적인 항당분해 훈련법이다. 이에 대한 내용은 StrongFirst.com의 아티클을 읽어보라.

첫 12주간의 Q&D 이후 취할 수 있는 매우 효과적인 전략은 Q&D와 A+A를 6주씩 번갈아 진행하는 것이다. 비록 두 방법은 서로 다른 방식이긴 하지만 두 방법은 모두 속근의 미토콘드리아를 발달시킨다. 두 방법 모두 파워를 훈련시키고 많은 WTH 효과를 만들어 준다. 만약 이번 챕터에서 제시하는 다른 유형의 가변성과 결합하면 이러한 전략은 수년 동안 지속될 가능성이 높다.

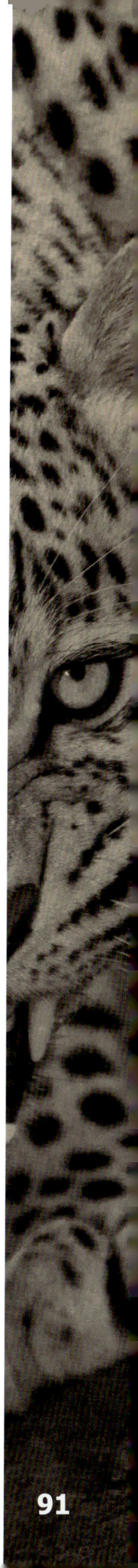

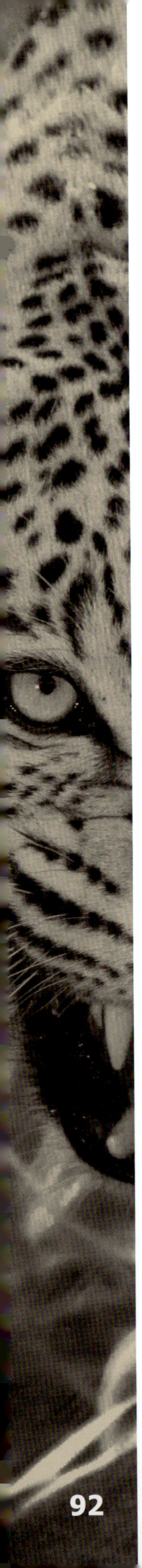

결국, 장기적으로 평균으로 보면 주당 같은 횟수의 세션들을 하게 될 것이다. 주사위와 동전을 사용한 이 방법의 멋진 점(어떤 이들에게는 미치게 만드는 점)은 기괴한 방식으로 결국은 이러한 평균치에 도달하게 만든다는 것이다. 나는 재미를 위해 12주 동안 동전을 던졌다. 가변성을 즐겨라.

Q&D 가변성을 적용한 훈련일 12주 훈련 예시								
주	월	화	수	목	금	토	일	총 훈련일
I	+				+	+	off	3
II	+		+			+		3
III			+			+		2
IV	+		+		+			3
V			+		+			2
VI			+					1
VII	+		+		+			3
VIII		+				+		2
IX	+				+			2
X		+	+	+	+	+		5
XI					+			1
XII	+					+		2

그렇기는 하지만 이러한 무작위적인 가변성은 전문적인 능력이 없거나, 운동선수인 경우가 아니거나, 여러 사회적인 조건의 여유가 없는 경우라면 쉽게 사용하기 힘들 것이다. 이러한 조건이 안 된다면 다소 지루하고 오래된 방식인 월요일/수요일/금요일 루틴을 고수해도 괜찮다.

운동에 가변성 넣기

운동 선택사항을 더 다양하게 하라. 예를 들면, 어떤 날에는 스윙+푸시업을 하고 다른 날에는 스내치를 하는 것이다. 한 달 동안은 스윙+푸시업을 앞에 배치할 수 있다.

주사위 표시 숫자	1	2	3	4	5	6
운동	스윙+푸시업			스내치		

그리고 다음달에는 스내치를 앞에 배치할 수도 있을 것이다.

주사위 표시 숫자	1	2	3	4	5	6
운동	스내치			스윙+푸시업		

프로토콜의 원리와 방법을 터득했다면 좀 더 특화된 변화를 시도해볼 수 있다. 예를 들어 어떤 날에는 점프 스쿼트를 가미한 스윙을 또, 어떤 날에는 사이드 워킹 스윙으로 운동을 대체할 수 있다.

저항 강도에 가변성 두기

훈련 저항에도 가변성을 적용할 수 있다.

중량 선택이나 밴드를 사용할 때 최대 파워를 발휘할 수 있는 중량을 사용하거나 혹은 약간은 더 무겁게 하는 것을 목표로 한다. 이때 주기적으로 이전보다 1/5~1/3 정도 점점 더 무겁게 적용한다. 중량을 늘려나갈 때 케틀벨을 사용하면 간단하고 밴드를 사용하면 이보다는 조금 더 수고스러울 것이다. 백팩을 이용할 수도 있다.

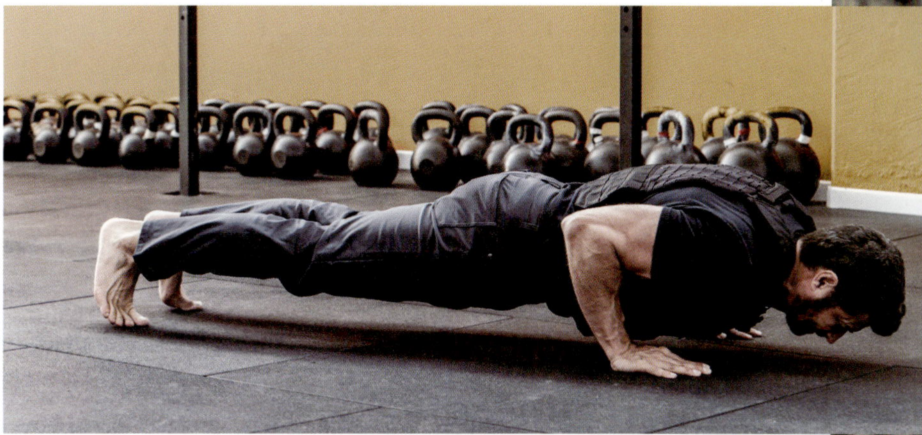

중량 조끼를 적용한 파워 푸시업

이때 세트당 반복횟수는 10회 반복은 4~6회, 5회 반복은 2~3회로 절반 정도 줄인다. 저항 가변성을 적용할 때엔 스윙이 전 마스터 SFG인 제프 오코너Jeff O'Connor가 말한 '빠른 그라인드'로 바뀌지 않도록 충분히 반복수를 줄여야 한다. 이는 시리즈를 5번 하는 최대 볼륨 세션의 마지막 세트에서도 마찬가지이다.

예를 들어 최대 파워를 내는 중량이 32kg이고 32kg×5/4 및 32kg×10/2를 하는 경우 고중량 훈련일에는 40kg×2~3/4 또는 40kg×4~6/2로 리프팅한다. 즉 32kg을 사용하는 경우 어떤 날은 5회 4세트, 다른 날에는 10회 2세트하는 것이 당신의 부하량이다. 이 경우 저항 가변성을 적용해 40kg을 사용하면 2~3회 4세트, 또는 4~6회 2세트를 하는 것이다.

저항 부하는 훈련일과 훈련일 사이 또는 세션 내에서 다양하게 변화시킬 수 있다.

다시 말하지만 최대 파워를 낼 수 있는 중량이 기준이다. 이를 'X'라고 부르겠다. 훈련일에 중량을 선택하는 것은 다음과 같이 표로 정리하면 헷갈리지 않을 것이다.

주사위 표시 숫자	1	2	3	4	5	6
중량	X+(20~33%)			X		

물론, 밴드를 사용한 푸시업에서도 이와 같은 방식을 적용할 수 있겠지만, %를 사용하여 저항 정도를 추측해야 할 것이다.

가끔씩 가벼운 저항으로 우회하여 훈련하는 것(고중량 훈련보다 빈도는 적게)은 해를 끼치지 않는다. 스피드 트레이닝은 파워로 전이 효과를 발휘할 것이다.

러시아에서는 스피드 훈련과 무부하unloaded 움직임 반복 능력 훈련을 위해 최대 저항의 15~20% 정도의 가벼운 저항을 사용한다. 우리는 단순성을 위해 당신의 최대 파워를 내는 케틀벨 중량 'X'에서 20~33%를 뺀 중량을 사용할 것이다.

세트당 반복횟수를 50% 높인다. 즉 10회는 15회로, 5회는 7~8회로 높이는 것이다. 예를 들어 32kg×5/4 및 32kg×10/2를 표준 'X' 하중으로 하고 있다면 더 가벼운 중량을 사용할 때는 24kg×7/2, 8/2 및 24kg×15/2로 스윙하는 것이다.

다음은 Q&D에서 스피드 부하를 적용할 때의 샘플이다.

주사위 표시 숫자	1	2	3	4	5	6
중량	X−(20~33%)	X+(20~33%)		X		

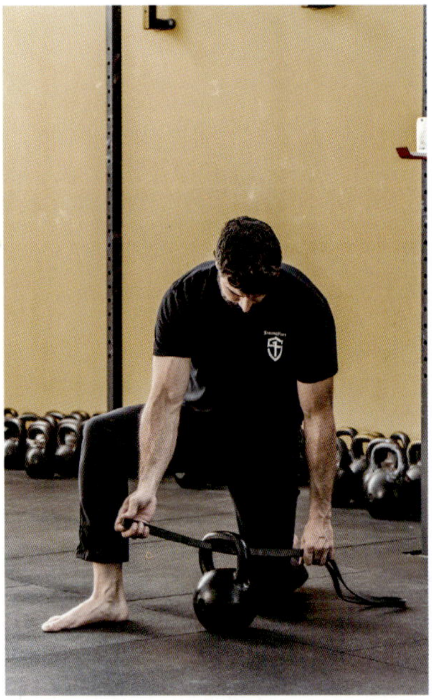
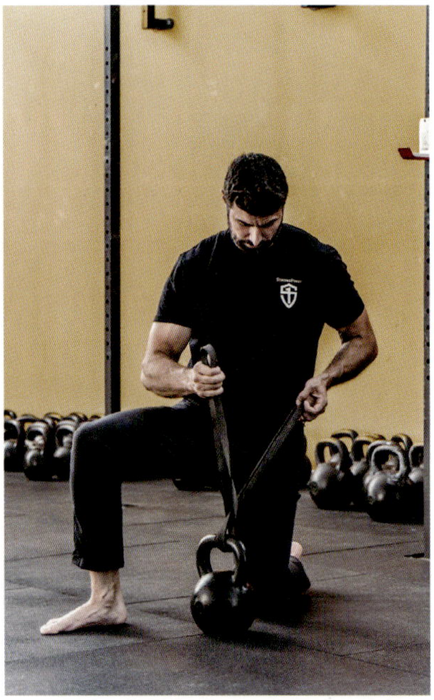
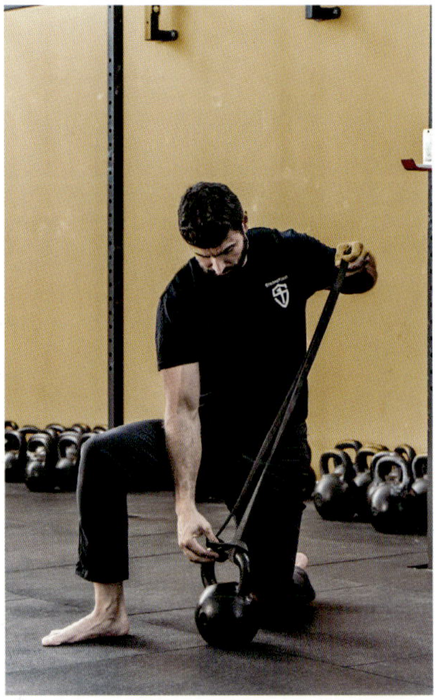
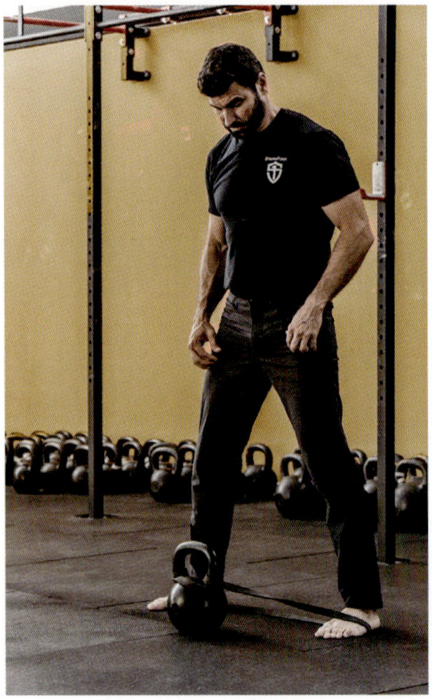
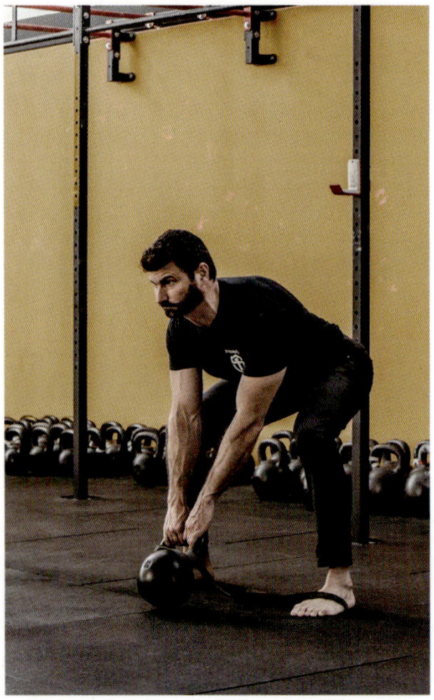
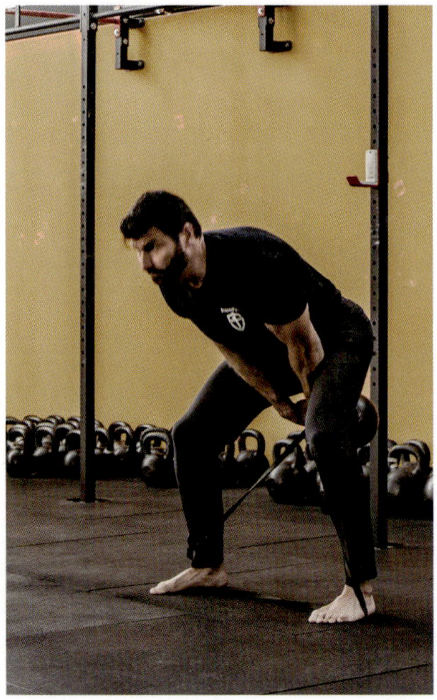

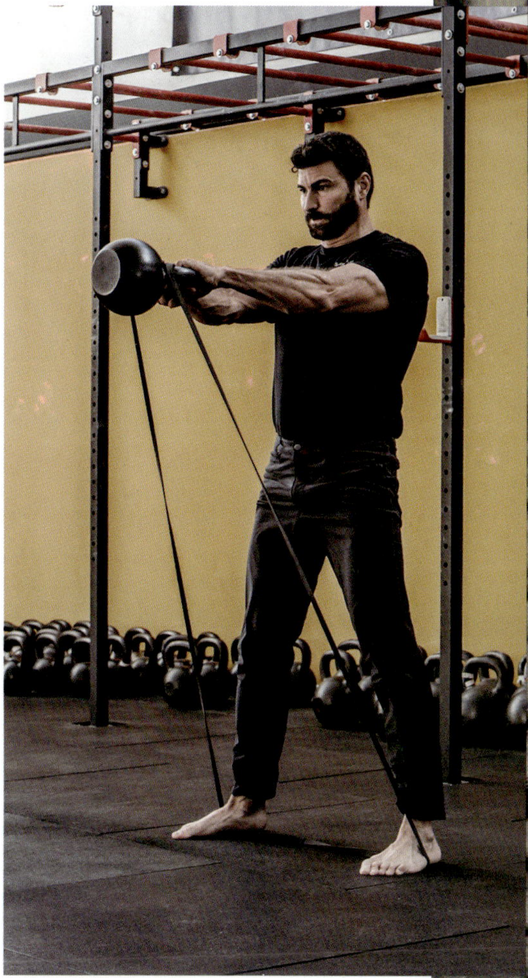

숙련자의 경우 추가적인 오버스피드 이센트릭 요소를 위해
투암 스윙에 밴드를 적용할 수 있다.
이때는 가벼운 케틀벨을 사용하고 격렬하게 스윙하지는 않는다.

볼륨 올리기, 가변성을 죽여라

몇 달 동안, Q&D의 가장 능률적인 버전인 'StrongFirst Experimental Plan 015'로 전환하여 수행해보라.

스윙과 푸시업을 10회×10세트 하는데, 각 운동은 매 3분마다 수행한다. 타이머가 00:00에 시작되면 왼팔로 10회 스윙한다. 01:30에 푸시업 10회를 한다. 03:00에 오른팔로 10번 스윙한다. 04:30에 10회 푸시업한다. … 당신은 아마도 '빅토르'가 사용한 프로토콜의 흔적을 발견할 수 있을 것이다.

적어도 일주일에 3차례 훈련하되, 잘 회복된다면 4, 5차례까지도 훈련한다.

비록 이러한 유형의 로딩은 CP 고갈이 덜하고 가변성이 전혀 없어 어떤 면에서 033보다는 덜 효과적이지만, 다른 방식으로 그 이상을 보상한다.

당신은 근육량도 좀 늘려야 한다. 소련의 역도 국가대표팀 감독인 로버트 로만Robert Roman은 다음과 같이 말했다. "다른 모든 요소들을 동일하게 유지한다면 볼륨의 증가는 근육량의 큰 성장을 촉진한다."

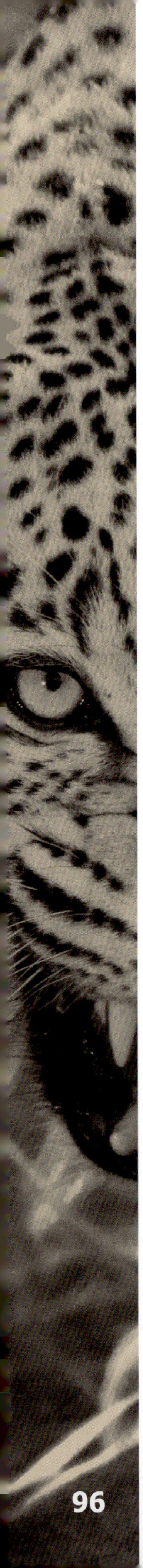

권위 있는 러시아 군사 체력 훈련 사전에는 근비대와 유산소 능력 훈련이 스트렝스와 파워 훈련보다 가변성에 대한 요구가 적다고 가르친다. 다시 말해, (근비대와 유산소 능력 훈련을 위해) 우리는 잠시 동안 로딩 변화를 평평하게 할 수 있는 것이다.

나는 불가리아 전 체조 국가대표팀의 코치가 매일 100회의 파워 반복 훈련으로 근육을 늘리는 장면을 목격했었다. 이미 아들이 성인이 될 만큼의 나이가 든 이반 이바노프Ivan Ivanov는 대부분의 스무살짜리들이 꿈도 꾸지 못하는 체격을 가졌었다. 그리고 10년이 지난 지금도 그는 같은 모습을 유지하고 있다.

선택은 당신의 몫이다. 다음은 러시아의 시인 유리 레비탄스키Yuri Levitansky의 시이다.

> 각자 자신을 위해 선택한다.
> 자신의 여인, 자신의 신념, 그리고 자신의 길.
> 구세주를 섬길지, 악마를 섬길지는,
> 각자 자신을 위해 선택한다.
>
> 각자 자신을 위해 선택한다.
> 사랑하고 기도의 말을 할지.
> 싸우기 위해 칼을 들지.
> 각자 자신을 위해 선택한다.
>
> 각자 자신을 위해 선택한다.
> 방패를 들고 갑옷을 입을지, 지팡이를 짚고 누더기를 걸칠지.
> 마지막 고해 때 모습.
> 각자 자신을 위해 선택한다.
>
> 각자 자신을 위해 선택한다.
> 나는 내가 할 수 있는 최선의 선택을 한다.
> 나는 다른 누구에게도 책임을 묻지 않는다.
> 각자 자신을 위해 선택한다.

에필로그: 최고의 사냥꾼

이 책은 소설가 로버트 셰클리Robert Sheckley의 큰고양이과 동물에 대한 독창적인 글을 인용하는 것으로 마무리 짓는 것이 바람직할 것이다.

> 그는 큰 하품을 하며 페르시아의 구부러진 검과 같은 송곳니를 드러냈다. 그가 기지개를 켜니 매끈한 가죽 아래로 마치 문어가 꿈틀대듯 근육이 물결치며 부드럽게 움직이는 모습이 보였다. … 그의 꼬리는 마치 계기판의 바늘이 움직이는 것처럼 빳빳하고 곧고 높게 뻗어 움직였다.

행복한 사냥이 되길!

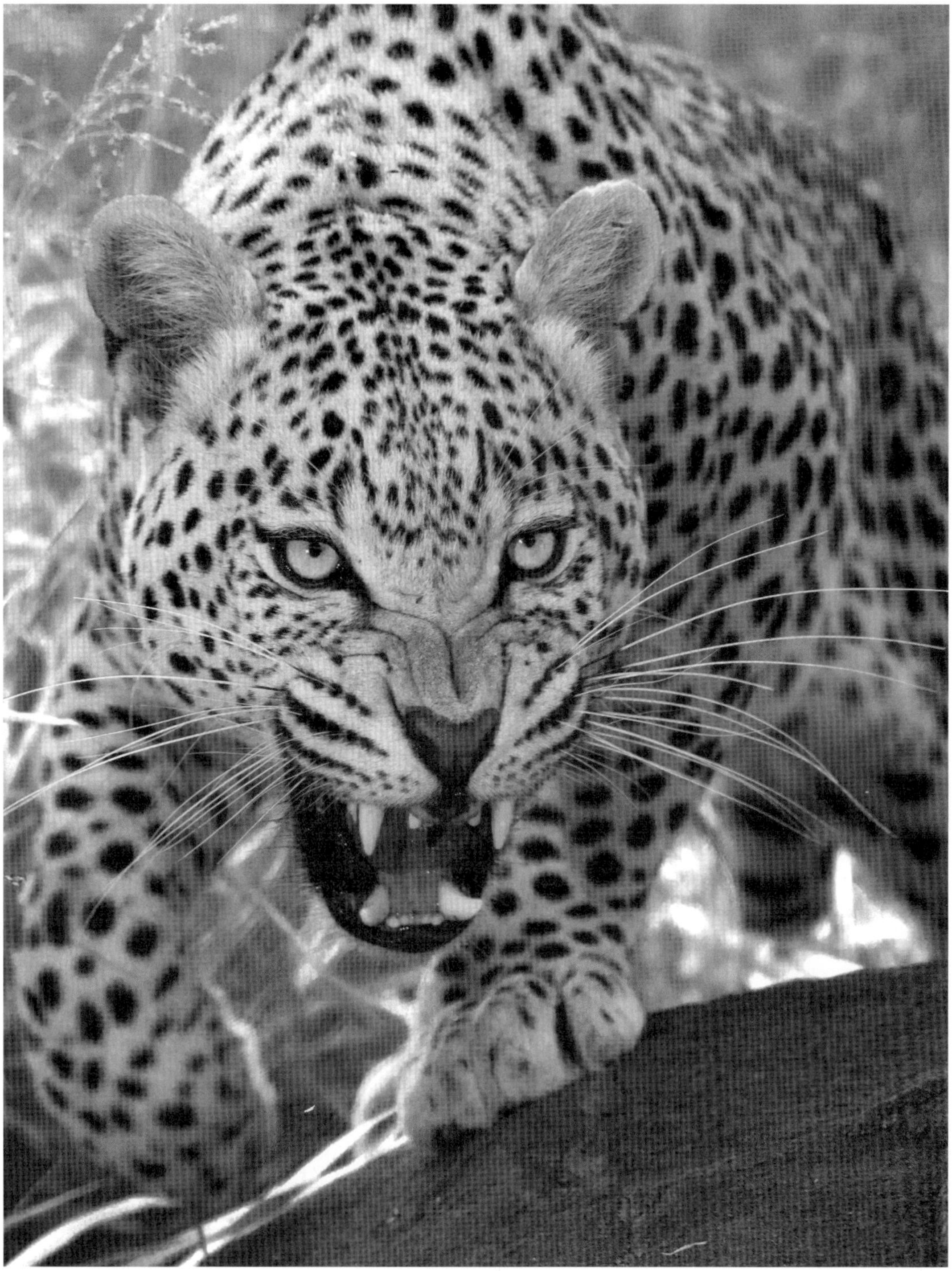

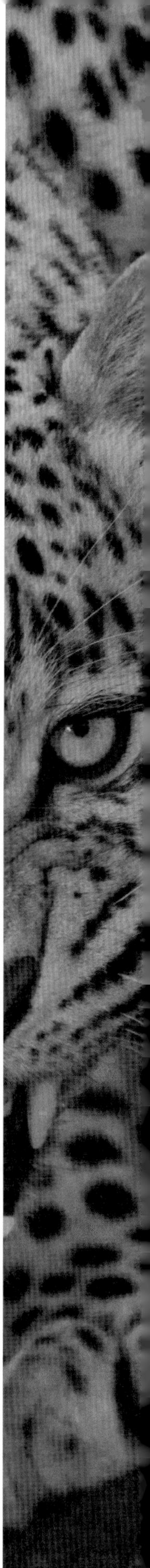

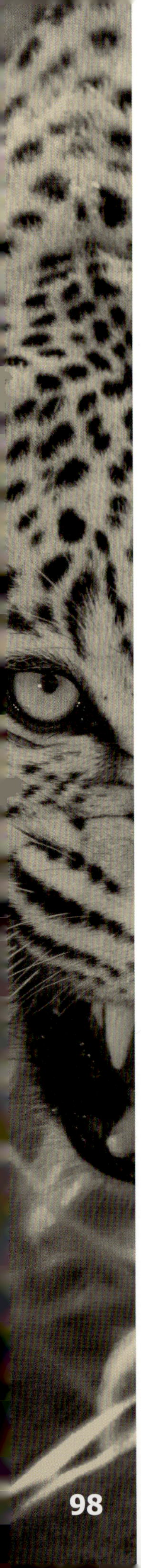

감사의 말

저자는 다음 소개하는 동료들의 소중한 피드백과 제안에 감사의 말을 전한다.

존 잉검Jon Engum, 닥터 스티브 프레이디스, 존 하인즈John Heinz, 브렛 존스, 파벨 마첵Pavel Macek, 닥터 크레이그 마커, 피터 박, 마크 리프킨트Mark Reifkind, 필 스카리토Phil Scarito, 알렉세이 세나트, 그리고 파비오 조닌에게 특별한 감사를 표한다.

사진 제공 및 출처:

표범 사진(표지와 책 전체에 실린): Stuart G Porter/Shutterstock.com
피터 박과 JJ 무노의 사진: 피터 박 제공
바라쿠다(물고기) 사진: Rich Carey/Shutterstock.com
Leopard relaxing: Volodymyr Burdiak/Shutterstock.com
댄 오스틴과 히데아키 이나바의 사진: Powerlifting USA 제공
악어와 싸우는 재규어의 사진: nwdph/Shutterstock.com
치타의 사냥하는 사진: Elana Erasmus/Shutterstock.com
데렉 토쉬너의 사진: 리디아 토쉬너Lydia Toshner 제공
록산 마이어스의 사진: 록산 마이어스 제공
Plan Strong™ 세미나의 파비오 조닌: 크레이그 마커 제공

기타 자료 제공 및 출처:

파워의 피크치 측정 차트: 닥터 크레이그 마커
'생명의 잔인성': 로저 젤라즈니 소설에서 인용
'최고의 사냥꾼': 아이언 메이든의 노래에서 인용

참고 문헌 및 노트

아래 나열한 참고 문헌 중 러시아 출처의 대부분은 영어로 번역되어 있지 않다.

PART I: 패스트 퍼스트

패스트 퍼스트(Fast First)

- 높은 수준의 소련의 다양한 스포츠 선수들에게 다양한 신체 능력 테스트를 수행하였다. 스트렝스에서 스프린터는 역도 선수와 체조 선수의 능력에 가까웠고, 지구력 운동선수는 낮은 스트렝스를 보였다. 역도 선수와 체조 선수는 지구력 테스트에서 저조한 점수를 보였고 단거리 선수는 지구력 테스트에서 높은 점수를 보였다. (Yakovlev, 1983)
- 인용. (Yakovlev, 1974)
- 훈련받지 않은 사람들이 다양한 유형의 훈련을 한 후의 미오신 및 최대조직호흡률이 개선된 정도에 대한 정리 표. (Yakovlev, 1974, 1983)
- 주어진 움직임에서 최대 파워는 최대 스트렝스의 약 1/3~1/2에서 발휘된다. (Kotz, 1998)
- 스피드가 높을수록, 주어진 운동 단위에 대한 동원 역치력recruitment threshold force이 낮아진다. 주어진 운동 단위에 대해 탄도성 동작의 동원 역치력은 느리고 지속적인 수축이나 등척성 수축에 비해 더 낮다. (Desmedt & Godaux, 1978; Yoneda et al., 1986)
- 평소 웨이트 트레이닝을 하는 건강한 남성의 경우, 체중 70% 중량의 점프 스쿼트 5회 10세트와 휴식 시간 2분으로 구성된 운동 후 혈청 테스토스테론이 15.1% 증가하였다. (Volek et al., 1985)
- 인용. (Fry & Lohnes, 2010)
- 노화의 과정에서, 스트렝스의 동적인 요소(점프, 던지기, 퀵 리프팅)가 먼저 감소하는 반면, 정적인 스트렝스의 감소는 느리게 진행된다. (Yakovlev, 1983)
- 노화의 과정에서, type II 섬유가 우선적으로 손실된다. 좌식생활을 하는 80세 남성은 30세 때 가졌던 속근 섬유의 절반을 잃는다. (Zatsiorsky & Kraemer, 2006)
- 70세의 남성은 휴식과 활동 중 체중 1파운드당 산소 소비가 20세와 30세 남성보다 40% 적다. (Yakovlev, 1983)
- 신체 구성 및 에너지 과정 모두를 자극하기 위해서는 어린이, 청소년 및 노인 층에서 가속적인 동작들이 권장된다. (Yakovlev, 1983)
- 스피드 트레이닝은 지방이 아니라, 탄수화물의 호기성 산화 능력을 개선한다(Yakovlev, 1983). 하지만 '높은 스피드로 훈련하는 것이 저속으로 훈련하는 것에 비해 지방 조직을 더 많이 감소시킨다.' (Platonov et al., 2004)

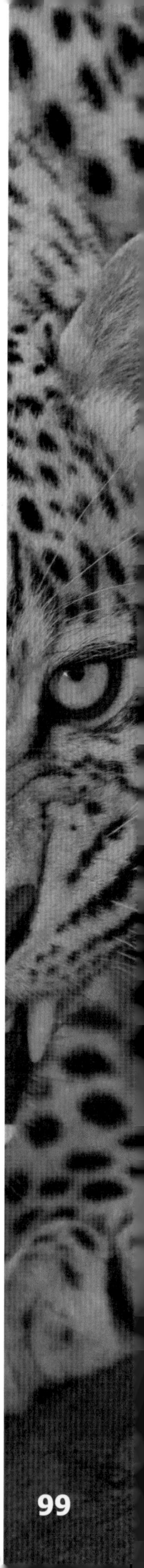

산, 빠른 움직임의 적

- 높은 젖산 농도는 근육의 수축을 제한하는 주요 요인이다. (Meerson, 1973, 1986)
  - '산성화는 신경 세포의 활동을 방해하고 신경 세포의 방어적 억제를 발달시켜 신경에서 근육으로의 흥분 전달을 악화시킨다.' Na^+-K^+ 펌프의 이온 전도가 감소한다. (Volkov et al., 2000)
  - H^+는 미오신과 칼슘 펌프 모두에서 ATPase를 억제하여 수축과 이완 모두를 방해한다. (Mikhailov, 2002)
  - H^+는 Ca^{2+}가 트로포닌/트로포미오신troponin/tropomyosin 복합체에 도달하는 것을 방해한다. (Brooks & Fahey, 2004)
  - H^+는 Ca^{2+}가 근소포체sarcoplasmic reticula로 재흡수되는 것을 억제한다.
  - H^+는 CK, 해당 과정 및 호기성 효소를 억제한다.
  - H^+는 미토콘드리아에서 산화와 인산화 작용을 분리한다. (Volkov et al., 2000)

- '근육 수축에는 최대 힘force, 단축 속도 및 이완 속도와 같은 변수들이 작용한다. … 파워 출력은 힘과 속도의 산물이기 때문에, 각 요소에서 20% 감소는 거의 40%까지 파워를 감소시킨다.' (Hargreaves & Spriet, 2006)

- 운동하는 근육의 젖산 농도와 파워 출력 감소에 대한 그래프. (Volkov et al., 2000)

- 벨로에르고미터에서 최대한의 노력으로 운동할 때 파워는 30초에 이르러 40~50%까지 떨어진다. (Nevill et al., 1996)

- 피로 상태, 특히 주기적인 작업을 할 때 근육은 더 이상 빠르고 강력한 힘을 발휘할 수 없어서, 더 길고 약한 수축으로 이를 보상하려 한다(Farfel, 1972; Kourakin, 1972; Volkov et al., 1974). 그로 인해 고유수용성 감각과 바람직하지 못한 대사 변화는 체성somatic, 자율신경계, 그리고 다른 시스템 간 최적의 관계, 움직임 불협응 및 움직임에 대한 작동 효과의 급격한 감소로 이어진다(Mogendovich, 1963; Mouravov et al., 1984; Verkhoshansky에 의해 인용, 1988).

- 여성 스피드 스케이터의 다양한 유형의 운동 및 부하의 동화 작용 및 이화 작용 효과 연구. (Erkomayshvili, 1990)

- 인용. (Selouyanov, 2013)

- 근형질에서 H^+ 농도의 증가는 과산화 반응을 촉진한다(Hochachka & Somero, 1988). pH가 낮으면 활성이 낮은 자유 라디칼이 더 공격적인 종류로 전환된다(Hess et al., 1982, etc.).

- 생리학적 수준의 ROS는 호르몬 효과를 나타낸다(Yakovlev, 1983). 즉 보호 단백질의 합성을 자극하고 스트레스, 운동, 감기, 산화 물질이 많은 식단, 저산소증 등에 대한 유기체의 저항력을 증가시킨다(Sazontova & Arkhipenko, 2004).

  'ROS의 가장 중요한 생리적 기능은 (i) 손상된 분자의 산화 및 이용, (ii) 메신저 분자의 합성, (iii) 산화 환원 신호 전달 경로에 참여하고 단백질 합성에 의해 종결된 세포핵으로 외부 신호를 세포에 전달한다. …' (Arkhipenko et al., 2014)

  ROS의 생리학적 수준의 양는 미토콘드리아 생성을 시작하는 데 필수적이다(Paulsen et al., 2014). PGC-1 α의 발현은 최적의 ROS 농도를 필요로 한다고 제안되었다(Lira et al., 2010).

- '탈진적 운동 전, 중 및 후 혈액에서 GSSG 대 GSH 및 젖산 대 피루빈산 비율 사이에 선형 관계'가 있다 (Sastre et al., 1992). GSH는 항산화 물질이다. GSH의 산화된 버전인 GSSG의 증가는 산화 스트레스를 나타낸다.

  '젖산 농도와 산화 스트레스 사이의 선형 관계'에 대한 단순화된 차트는 사스트레Sastre 등의 연구에서 기반한 것이다. 원래 해당 연구에서 x축은 혈중 젖산 대 피루빈산 비율을 나타내고 y축은 GSSG 대 GSH 비율을 나타낸다.

- ROS는 근육섬유의 형태학적 구조를 파괴하는 주요 요인이다. (Pshennikova, 1986)
- 연부조직 및 결합조직, 그리고 뼈에서의 ROS 과잉 생산이 손상을 촉진하는 퇴행성 변화, 미세괴사 및 탄력 상실의 원인이 될 수 있다고 제안되었다. (Tabarchouk et al., 2014)

아드레날린, 사냥감의 호르몬

- 지질 과산화반응(POLPeroxidation of lipids)은 스트레스의 성격에 관계없이 스트레스를 받는 동안 강화된다 (Baraboy, 1991). 정서적 통증 스트레스는 뇌와 실행 기관에서 POL을 활성화시켜(Meerson, 1981), POL 농도는 2~3배까지도 증가한다(Prilepko et al., 1983). 많은 양의 카테콜아민은 미토콘드리아 막에서 거의 90%의 POL의 생산물 증가를 동반한다(Swaroop & Ramasarma, 1981).
- '아드레날린 자극은 (항산화제인) GSH 합성을 감소시킨다.' (Estrella et al., 1988)
- 공포와 분노에 대한 아드레날린/노르아드레날린 가설(Funkenstein, 1955)은 '각 자율 반응들의 특성을 설명할 수 있는 좋은 가설이지만 완전한 가설은 아니다.' (Potegal et al., 2010)
- 다른 생물들에서의 아드레날린 대 노르아드레날린의 비율. (von Euler, cited in Green, 1987; Rome & Bell, 1983)
- 사회적 동물은 야생이든 가축이든 아드레날린 대 노르아드레날린 비율이 높다. (Reed, 1958)
- 창의적 '고양 상태'는 육체적, 정신적 능력을 증가시키고 노르아드레날린 분비를 동반한다. (Yakovlev, 1974)
- 아드레날린과 노르아드레날린은 각각 결과의 불확실성 및 확실성과 관련이 있는 것으로 보인다. (Kety, cited in McNaughton, 1989)

퀵 앤 데드

- '훈련된 선수는 100m 스트린트를 하고 난 뒤 30분 이내에 회복할 수 있지만, 악어는 폭발적인 활동 이후 과도하게 생성된 젖산을 혈액에서 제거하고 근육에 글리코겐을 충전하기 위해 많은 시간의 휴식과 산소가 필요하다. … 지금은 멸종된 공룡들과 다른 거대 동물들은 아마도 근육 활동을 위한 에너지 공급을 위해 젖산 발효 시스템lactic acid fermentation에 의존해야 했고, 매우 긴 회복 시간을 가져야만 했을 것이다. 이러한 특성은 산소를 더 잘 사용할 수 있고 긴 시간 동안 지속적으로 근육 활동을 할 수 있던 작은 포식자들의 공격에 취약하게 만들었다.' (Nelson & Cox, 2012)

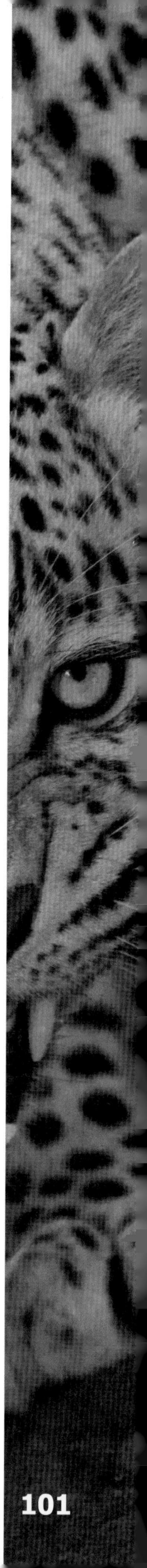

- 인용. (Lane, 2010)

- 근육 활동에 대한 적응은 다음과 같은 다른 자극에 대한 적응을 동반할 수 있다. 저산소 상태, 열, 추위 등(Rousin, 1984) 산소에 대한 경쟁적 반응은 이러한 교차적응을 통합하며(Platonov et al., 2004) 많은 일들이 미토콘드리아에서 발생한다(Yakovlev, 1974).

- '자극의 특성(추위, 저산소 상태, 강렬한 근육 활동 등)에 따른 모든 차이점에 대한 적응 메커니즘은 뚜렷하게 일반성을 보인다(Meerson, 1973; Kaznacheev, 1980). … 많은 생리학적 시스템의 세포들에서도 동일한 변화가 일어난다(에너지가 풍부한 인산염 화합물의 결핍과 인산화 전위의 증가와 같은). 이것은 세포의 유전기관을 활성화시켜 핵산과 단백질의 합성을 강화한다.' (Verkhoshansky, 1985)

- '미토콘드리아의 대사 기능의 역할은 세포 및 유기체 기능에서 매우 중요하므로, 미토콘드리아 기능의 결함은 매우 심각한 의학적 결과를 초래한다. 미토콘드리아는 신경과 근육 기능의 핵심이며, 전신의 에너지 대사 조절 및 체중 조절의 핵심이다. 인간의 신경퇴행성 질환, 암, 당뇨병, 비만은 미토콘드리아의 기능 손상으로 인한 결과라는 가능성들이 제기되고 있으며, 노화를 설명하는 이론 중 하나는 미토콘드리아 완전성의 점진적인 손실에 기반한다. 미토콘드리아의 중요한 기능은 ATP 생산뿐만이 아니다. 즉 이 세포 소기관은 열 발생, 스테로이드 합성 및 세포 사멸(프로그래밍된 세포의 죽음)에도 작용한다.' (Nelson & Cox, 2012)

- 미토콘드리아는 사멸하고 전환된다. 그리고 변형들이 축적된다. "이러한 점은 조직들이 최적의 기능을 하기 위한 에너지 흐름이 불충분해질 때까지 우리의 에너지 가용량을 점진적으로 약화시키는 노화 시계를 생성하며, 이 시점에서 증상들이 일어난다. … 에너지 결함의 심각성이 증가함에 따라 죽음으로 이어질 때까지 점점 더 많은 시스템들이 영향을 받게 된다." (Wallace, 2011)

- '근육 1g당 미토콘드리아 함량이 높을수록 주어진 작업량에 대한 미토콘드리아 1개당 필요한 호흡률은 낮아진다(Hood, 2001).' 미토콘드리아의 수가 증가하면 미토콘드리아에서 ROS 생성이 감소하여 격렬한 운동을 하는 동안 근육의 프리 라디칼에 의한 산화가 감소한다(Boveris & Chance, 1973; Davies et al., 1981; Jenkins et al., 1983).

- '일반적으로 수많은 무작위 연구들에서 항산화 치료의 이점을 입증하지 못했으며, 대규모의 메타 분석 연구에 따르면 일부의 경우들에서 특정 항산화제가 실제로 사망률을 증가시킬 수 있다는 보고를 하였다. … 유전적으로 손상된 전-암세포를 세포 사멸시키려는 것을 항산화제가 보호함으로써, 항산화제가 암 발병을 증가시킬 수도 있다는 힌트가 된다. 이에 더불어, 오랜 기간 저용량 항산화제 사용이 정상적인 호르몬 반응을 억제하여 유기체가 일반적으로 수행하는 광범위한 세포 보호 조치 유도를 차단할 수도 있다.' (Yun & Finkel, 2014)

  '운동으로 인한 산화스트레스는 인슐린 저항성을 개선하고 내인성 항산화 방어 능력을 촉진하는 적응 반응을 일으키는데, 이는 미토호르메시스$_{\text{mitohormesis}}$의 개념과 일치한다. 항산화제를 보충하는 것은 이런 운동으로 인한 건강증진 효과를 막을 수도 있다.' (Ristow et al., 2009)

  '항산화제 보충은 운동으로 인한 지질과산화와 염증에 대한 보호를 제공하지 않으며 근육 손상 회복을 방해할 수도 있다.' (Teixeira et al., 2009)

- 'ROS 방어 작용들은 구조적으로 손상된 미토콘드리아에서 심각하게 약화되며… 손상된 미토콘드리아는 순수하게 ROS만을 생산하도록 전환된다. 온전한 미토콘드리아는 ROS의 생산원이 아닌 순전히 흡수하는 역할을 한다.' (Andreyev et al., 2004)

PART II: 생명의 잔인성

길고 험난한 길

- 지구력은 전통적으로 피로와 싸우기 위함과 내부 환경의 불리한 변화에 대한 운동선수의 유기체적 내인성 증가와 관련이 있다. 예전에는 선수들이 필요한 만큼의 피로도에 도달했을 때만 지구력이 발달된다고 생각했다. … 이러한 견해들은 치명적이며 피할 수 없는 작업 능력의 감소와 지구력을 연결시켰다. … 그리고 이는 지구력 발달에 대한 수동적인 태도로 이어진다. … 즉 피로를 줄이고, 지연시키며, 덜 심하게 만드는 방법을 적극적으로 찾기보다는 '인내'하고 불쾌한 감각을 견디는 것이다.

  (그러나) 선수 훈련에서 흔히 여겨지는 것처럼 운동선수가 신진대사성 산증에 익숙해지도록 선수를 탈진시키는 것이 아니라 그 반대로 해야 한다. … 젖산 파워alactic power를 발달시키고 산화적 인산화 반응을 결합하는 것이다.

  … 더욱 더 간결해지려면 훈련은 반드시 '항당분해' 방향으로 가야만 한다. 즉 해당 과정의 참여를 가능한 최소한으로 낮추는 것이다. (Verkhoshansky, 1988)

세 가지 에너지 시스템

- 총 에너지 출력에 대한 세 가지 주요 에너지 시스템들의 대략적인 기여도에 대한 개요와 전면적으로 동적인 운동에 대한 그래프는 높은 수준의 선수들의 속도계 데이터를 기반으로 하였다. (Volkov & Yaruzhny, 1984; Volkov et al., 2000)

  이렇게 일반화된 그래프의 한계점은 매우 비슷한 그룹인 핀란드 100m 단거리 대표선수들의 다음 데이터를 고려하면 분명해진다. 40m 스프린트(5초 미만) 후 느린 선수들(모두 11초 미만의 기록에도 불구하고)은 CP의 거의 43%를 고갈시켰고, 더 빠른 선수들은 약 63%를 고갈시켰다. (Hirvonen et al., 1987)

  이러한 점은 연구 문헌에서 에너지 시스템의 기여에 상충되는 타임라인이 많은 이유 중 하나일 뿐이다.

  그럼에도 불구하고, 프로그램 설계를 발전시키기 위해 일반화는 불가결하다. 일반화를 그린 다음, 필요에 따라 개별화를 고려한다.

- CP 분해 속도는 CP/Cr 비율에 의해 조절되기 때문에 크레아틴 키나아제 반응의 ATP 출력은 CP가 고갈되기 훨씬 전에 떨어진다. (Sahlin, 2006)

응급 시스템

- 인용. (Yakovlev, 1983)

- 마이오키나아제 반응은 ATP 재합성 속도가 더 이상 ATP 가수분해 속도와 균형을 이루지 못하고 ADP 농도가 크게 증가하는 뚜렷한 근육 피로 상태의 근육에서 발생한다. MK 반응은 쉽게 되돌릴 수 있다. (Volkov et al., 2000)

- 마이오키나아제 반응은 10~15초 이상 전력을 다하는 스프린트에서 관찰된다. (Spriet, 2006)

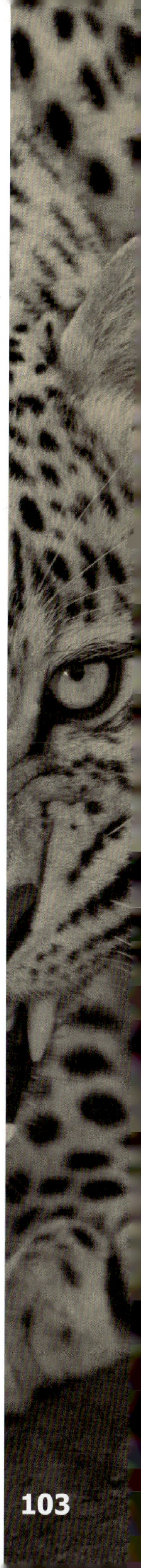

강도는 노력이 아니라 출력이다

- ATP 가수분해 산물들은 유전자적 수준에서 미토콘드리아 단백질의 합성을 유도한다. (Meerson, 1971)

- AMPK는 속근 섬유에서 MT 생물 발생을 시작시키는 '마스터 스위치'이다. AMPK는 골격근에서 PGC-1α와 미토콘드리아 효소 유전자 발현을 조절한다(Jäger et al., 2007). AMPK는 AMP/ATP 비율을 측정하는 세포 에너지 센서이므로 세포 수준에서 AMP/ATP 비율이 높아짐에 따라 활성화된다(Gowans & Hardie, 2014).

- 100% 강도는 MAP를 나타낸다(Selouyanov, 1991). '최대 무산소 파워(MAP Maximum Anaerobic Power)는 최대 파워 출력 수준에서 단기간(10~15초) 무산소 작업을 효과적으로 실행할 수 있는 능력이다.' (Verkhoshansky, 2011)

- '만약 운동 강도가 충분히 낮아서, 해당 과정이나 유산소 시스템이 에너지 소비율과 일치할 수 있을 정도라면 ATP의 세포 농도가 증가한다.' (Stone et al., 2007)

  근육의 ATP 균형이 무너지는 현상은 선수의 수준에 따라 다양한 운동 강도에서 시작된다(Yakovlev, 1974). 초심자에서부터 최고 수준의 선수에 이르는 모든 운동선수들은 경기에서 100~400m 달릴 때 근육의 ATP 균형에 심각한 장애를 경험하지만 장거리에서는 그렇지 않았다. 단 낮은 수준의 선수는 800m에서도 문제가 나타났다(Krasnova et al., 1972).

  100~400m와 800m에서 CP 메커니즘의 기여도를 보라.

경기에서 스트린트 및 달리기에 대한 서로 다른 에너지 시스템의 상대적 기여도, % (Volkov et al., 2000)

	크레아틴 인산염	해당	유산소
100m	50	50	-
200m	25	65	10
400m	12.5	62.5	25
800m	최소	50	50

- 운동 강도와 CP 고갈 비율 사이에는 선형 관계가 있다. (Volkov et al., 2000)

… 그리고 쇠락의 시간이 다가온다

- 일회성 윙게이트 롱 스트린트Wingate long sprint는 AMPD를 강력하게 활성화한다(Bogdanis et al., 1995; Esbjörnsson-Liljedahl et al., 1985; Hargreaves et al., 1998). 윙게이트 검사 6분 후 휴식 동안 혈장 암모니아 농도는 기본 수준의 441%에 도달했다(Bogdanis et al., 1995). 따라서 일회성 윙게이트 스프린트가 AMP/ATP 비율을 21배까지 증가시키더라도(Morales-Alamo et al., 2013) 우리는 30초 지속 시간이 과도하고 비효율적이라고 간주한다.

- '포유류 골격근은 운동중 ATP가 IMP로, IMP가 이노신inosine 및 하이포크산틴hypoxanthine으로 변환되는 손실을 최소화하기 위해 진화했다. 예를 들어 다른 종(어류)은 위 반응을 통해 근육에 저장된 모든 ATP를 IMP로 분해하고 IMP의 대부분은 극도로 생명을 위협하는 상황에서 분해 산물로 분해한다. (Pearson et al., 1990) 이 동물들은 ATP의 안정된 농도로 정상으로 돌아가기 위해 아데노신 근간을 재생하는 데 6~12 시

간이 필요한다(Hargreaves, 2006).'

- '(컴퓨터 시뮬레이션에서) CFS(만성피로증후군)는 매우 낮은 수준의 ATP를 나타내며, 세포의 사멸률이 높아진 상태로 예상한다. 낮은 ATP 농도에서 에너지 공급을 안정화하기 위해 총 아데닌 뉴클레오티드 풀total adenine nucleotide pool이 실질적으로 감소되어 면역학적 조절장애 및 산화 스트레스와 같은 다른 요인을 고려하지 않아도 회복 시간이 연장된다. 반복적인 운동은 이 상황을 상당히 악화시킨다. 더욱이, CFS에 대한 시뮬레이션은 실험적 관찰과 일치하는 증가된 산증과 젖산 축적을 보여주었다.' (Lengert & Drossel, 2015)

- 짧고 격렬한 운동에서 혈중 젖산과 암모니아 사이에 강한 상관관계가 있는 것으로 보인다. 골드만과 로벤스타인(Goldman & Lowenstein, 1977)은 골격근의 퓨린 뉴클레오티드 회로purine nucleotide cycle가 '해당 분해 속도 증가와 관련된' 조건에서 작동한다고 결론지었다. 훈련된 단거리 선수와 장거리 달리기 선수 모두, 최고 노력을 초과하는 벨로에르고미터 운동 후 최고 혈중 암모니아와 젖산 사이에 중요한 관계가 있었다. (Itoh & Ohkuwa, 1990)

  트레드밀 운동에서 훈련되지 않은 피험자의 BLablood lactate가 약 9mM에 도달했을 때 아데닌 뉴클레오티드 풀 분해가 급격히 증가하였다. '이 데이터는 강도 높은 운동중 ANAdenine nucleotide 분해를 자극하는 근육 내 pH 저하가 발생한다는 가설을 뒷받침하며, 이는 아마도 크레아틴 인산에 의한 아데노신 이인산(ADP)의 재인산화를 상당히 감소시켜 결국 ADP의 증가를 초래할 것이다.' (Sewell et al., 1994)

  엘리트 400m 단거리 선수들과 장애물 경기 선수들에서 혈중 젖산과 암모니아의 강한 상관관계를 확인하였다(Gorostiaga et al., 2010). 연구자들은 혈중 젖산 수치가 8~12mM을 초과하지 않을 때 근육의 에너지 상태와 최대 달리기 속도 또는 근육 생성 능력이 유지되는 반면, 높은 젖산 수치는 위의 모든 것을 감소시키고 기능적인 회복을 지연시킨다.

- 완전한 노력을 기울인 다이나믹 운동에서 근육의 La(젖산)는 처음 5초 동안 휴식 수준보다 거의 상승하지 않는다. 그런 다음 젖산 농도는 5초에서 10초, 10초에서 20초, 20초에서 30초, 30초에서 60초로 약 두 배가 된다. (Volkov et al., 2000)

- 훈련된 운동선수들의 근육 활동은 훈련을 받지 않은 사람들보다 탈아미노 반응 부산물인 IMP는 훨씬 덜 생산하고, ADP와 AMP를 더 많이 생산한다(Yakovlev, 1971). AMP와 ADP 탈아미노 반응의 감소는 운동에 대한 적응 반응 중 하나이다. 오버트레이닝은 탈아미노에 대한 저항을 낮춘다. (Yakovlev, 1974)

스위트 스폿 지점에 대하여

- 높은 속도로 ATP 재합성이 불가능해지는 지점은 critical CP capacity라고 하는데, 이는 총 젖산 용량이 약 1/3 정도 되는 지점이다. (Volkov et al., 2000)

- 훈련을 받았거나 훈련받지 않은 여성은 같은 범주의 남성보다 젖산을 적게 생산한다(Kotz, 1998). 최대 초과 운동 후 여성은 남성보다 혈액 암모니아 최고치가 낮다(Itoh & Ohkuwa, 1993). 여성, 유소년 조정 경기 선수는 남성보다 암모니아를 훨씬 적게 생산했다. 활동하는 근육의 양과 혈액 암모니아 수치 사이에는 상관관계가 발견되지 않았다. 여기에는 두 가지 설명이 제안되었다. 하나, 여성은 남성보다 속근 섬유의 비율이 낮다. 둘, 여성의 AMPD 활동이 남성보다 낮다. (Lutoslawska et al., 1992)

  백색근 섬유의 미오키나아제는 지근 섬유보다 더 활동적이며(Kleine & Chlond, 1966; Raggi et al., 1969) 이는 AMPD에서도 마찬가지이다(Raggi et al., 1969). 미토콘드리아 수가 적은 근육은 미토콘드리아가 풍부

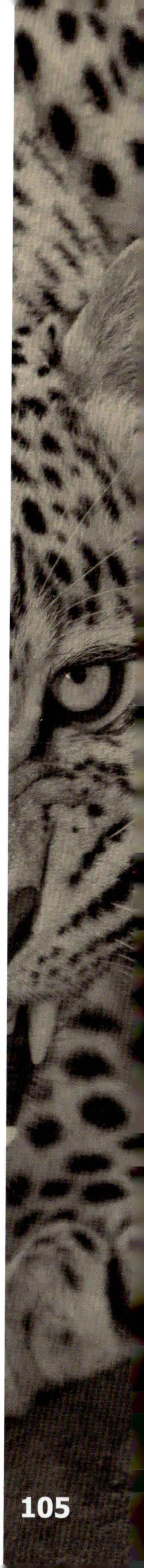

한 근육보다 더 많은 암모니아를 생성한다(Gerez & Kirsten, 1965). 따라서 단거리 육상 선수는 장거리 달리기 선수보다 최대 초과 운동에서 훨씬 더 많은 암모니아를 생성한다(Itoh & Ohkuwa, 1990). 잘 훈련된 남성 유도 선수는 단 15초의 완전 탈진 벨로에르고미터 운동 후 혈중 암모니아 수치가 최고치에 달했다(Itoh & Ohkuwa, 1991).

75m 스프린트 후 14~16세의 남성 단거리 선수는 같은 연령과 성별의 중거리 달리기 선수보다 혈중 암모니아 수치가 훨씬 더 높았다. (Hageloch et al., 1990)

- 합당한 연구들을 기반으로 분석한 바, AMP 축적의 크기는 ATP 가수분해 속도와 ATP 재인산화 속도의 차이, 여기에 탈아미노화를 통해 제거된 AMP를 뺀 값에 의해 결정된다는 결론을 내렸다. 이에 따라 다음 공식을 제안한다.

  [AMP] = ((ΔATP 가수분해 − ΔATP 재인산화): Δt) − [AMP] 탈아미노화 작용을 통한 제거량

10×10, 재충전

- 10~15초가량의 최대 강도로 수행되는 동적 운동을 반복할 때, 운동 사이에는 2분 30초에서 3분 이상의 휴식 인터벌이 필요하다. 이 정도의 휴식 인터벌을 취하면, 일반적으로 CP 농도가 임계값에 도달하고 파워는 급격히 감소하지 않아 8~10회 정도 이 수준의 운동을 수행할 수 있다. (Volkov et al., 2000)
- CP 회복은 2단계로 나뉘는데, 약 3분 정도의 가파르게 회복하는 초기 단계와 이에 뒤따르는 느린 단계이다(Sahlin et al., 1979). 격렬한 운동 후 전체 CP 회복에는 일반적으로 5~8분이 걸린다(Volkov et al., 2000).
- 소련 역도 방법론에서 훈련 세션당 운동당 최대 훈련 볼륨은 숙련된 리프터의 경우 약 100회 반복이었다. (Tsatsouline, 2014, 많은 출처를 기반으로 함. Plan Strong™을 참조.)
- 인용. (Vorobyev, 1989)

휴식 안에 멜로디가 있다

- AMP/ATP 비율 외에도 CP/Cr 비율은 또 다른 중요한 AMPK 조절기이다. 이 비율이 높을수록 용량 의존 방식으로 AMPK를 억제하고 비율이 낮을수록 활성화된다(Ponticos et al., 1998). 바이올렛Viollet 외(2010)는 심지어 짧고 강렬한 운동에서 [AMP]의 증가보다는 [CP]의 감소가 AMPK의 핵심 조절기가 될 수 있다고 제안했다.

  AMPK 활동을 증가시키는 것은 연료 고갈의 크기보다는 고갈 속도일 수 있다(Clark et al., 2004). 사실, 둘 다 효과가 있을 가능성이 높다. 'AMPK는 사이클 운동중, 사람의 근육에서 시간과 운동 강도에 따라 활성화된다.' (Jørgensen et al., 2006)

- 휴식 인터벌 분류. (Matveev, 1991)

연구 분석

- 반복 스프린트 능력 연구. (Balsom et al., 1992a, b; Dawson et al., 1996; Dawson, 1998; Volkov et al., 2000)

- 30초마다 6초 벨로 스프린트 5회를 수행하면 최대 파워의 8~10%만 감소한다(Morin et al., 2011). 반면, 한 번에 30초 동안 하는 벨로 스프린트는 파워를 5배 이상(40~50%) 감소시킨다(Nevill et al., 1996).

  도슨 등(1996)은 반복적인 스트린트 능력이 필요한 운동선수에게 효과적인 훈련으로, 스프린트 사이에 능동적인 회복과 함께 30초마다 6초 스프린트 5회 훈련을 제안했다. 연구진은 선수가 이보다 더 많이 훈련한다면 사전 운동 레벨 CP의 절반 미만(45%)으로 6번째 스프린트를 시작할 것이라고 지적했다. 그들은 후속 세트가 불가피하게 CP 경로에 덜 의존하고 해당 과정과 산화적 인산화에 더 많이 의존할 것이라고 주장하였다.

  일련의 짧은 스프린트들을 약 30초 정도로 제한한다는 주장은 가이타노스Gaitanos 등(1993)과 멘데즈 비야누에바Mendez-Villanueva 등(2012)의 연구결과에 의해서도 뒷받침된다. 두 연구진 모두 30초 휴식과 함께 6초 스프린트 10회를 수행하는 연구를 진행하였다. 이전 연구에서 PPO는 5회 스프린트 후 15.9%, 10회 후 33.4% 감소했다. MPO는 각각 12.6%와 26.6% 감소했다. 멘데즈 비야누에바 등(2012) 역시 유사한 결과를 도출하였다.

- 운동 강도와 CP 고갈 비율 사이에는 선형 관계가 있다. (Volkov et al., 2000)

- 30초마다 5번의 6초 스프린트를 수행한 후 CP는 기본 수준의 27.4%로 떨어졌다(Dawson et al., 1996). 이러한 수치는 운동 후 10초에 이루어졌고 CK 반응은 CP 회복 초기에 가장 빠르기 때문에 CP 고갈의 크기는 75% 이상이라고 추측할 수 있다.

  또한 30초마다 5번의 6초 스프린트를 수행한 후 10초 뒤, ATP는 기본 수준의 66.2%로 떨어졌다(Dawson et al., 1996). ATP가 매우 잘 보호되어 있다는 사실과 전체 스프린트 또는 반복된 스프린트 후에 ATP 농도는 휴식 수준보다 약 20~40%만 감소하였다(Bogdanis et al., 1996; Hargreaves et al., 1998; Jones et al., 1985; Parolin et al., 1999; Spriet et al., 1989). 따라서 추가 스프린트가 ATP를 더 이상 고갈시킬 가능성이 없는 것이다.

- 숙련된 이란 레슬링 선수 연구. (Farzad et al., 2011)

결론

- 젖산 인터벌 훈련에 대한 작업 대 휴식 비율. (Fox & Matthews, 1974)

- 포스파겐 시스템phosphagen system을 목표로 하는 운동 볼륨에 대한 연구들의 권장사항은, 세션당 2분 30초 미만(Tabarchouk et al., 2014)에서 10분 이상(Matveev, 1991)까지 매우 다양하다. 우리는 약 15초의 젖산 수용력 반복에 대한 볼코프의 최대 볼륨에 해당하는 2분 30초를 선택했다.

- 일련의 RSA 스프린트 사이의 휴식 시간은 3분 이상이어야 한다(Volkov et al., 2000). Dawson 등(1996)은 CP 저장고를 완전히 보충하는 데 3분 휴식은 부족하다는 사실을 발견하고 그러한 시리즈 사이에 '아마 4~6분간의 더 긴 휴식이 필요할 것이다'라고 제안했다.

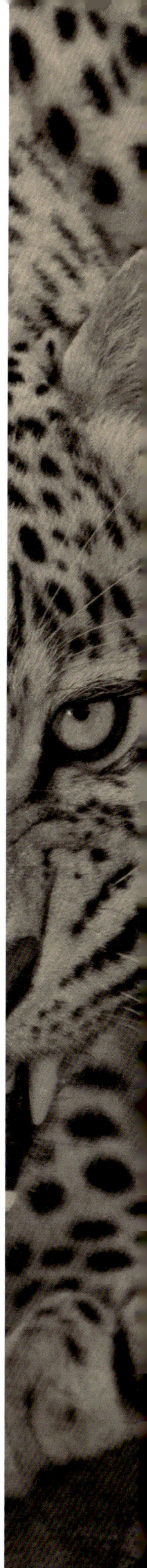

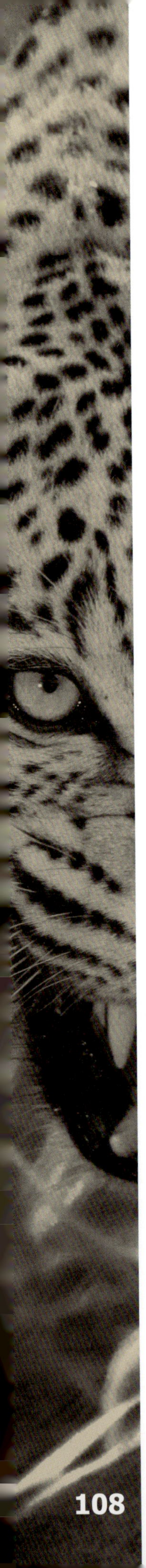

PART III: 파워 드릴

파워 드릴 선택

- '능동적인 가속 탄도성 운동'에 대한 인용. (Verkhoshansky & Siff, 2009)

푸시업: 고전적인 운동의 재해석

- 인용. (Zatsiorsky, 1966)
- 파워는 일반적으로 최대 저항의 40~70%로 훈련된다. (Volkov et al., 2000)

PART IV: 즐거운 사냥 시간!

심폐 능력은?

- 인용. (Yakovlev, 1974)
- 훈련을 받지 않은 성인의 심장 출력은 최고 수준 장거리 달리기 선수에게 필요한 산소 공급량을 충당하기에 충분하다. 병목 현상은 골격근의 미토콘드리아 발달 부족을 의미한다. 이로 인해 형성되는 H^+는 근육 피로를 유발하고 비대사성 CO_2로 심폐계에 스트레스를 준다. (Antonov, 2013)
- '높은 지구력은 주로 VO_2max 증가로 여겨지는데, 이 기준이 유기체의 산소 섭취, 산소 수송 및 활용을 담당하는 생리적 기능의 발달 수준에 대한 일반화된 평가 지표를 제공한다고 여겨지기 때문이다. 하지만 VO_2max는 대체적으로 대회 시즌에는 감소하고 VO_2max가 다른 (심지어 다소 중간 정도 수준임에도) 선수들이 높은 성과를 거둘 수 있다는 점에 대한 광범위한 실험 데이터가 나타났으며, 게다가 지난 수십 년 동안 최고 수준의 선수들이 보인 운동 성과의 발달은 VO_2max 증가를 수반하지 않았다(Verkhoshansky, 1985). 그럼에도 불구하고, vegetative preparedness(VO_2max, stroke volume, et al.)가 지구력을 결정하는 주요 소라는 믿음은 흔들리지 않고 있다.'

  '… 데이터에 따르면 혈액에 더 많은 산소를 공급하고 이 산소를 일하는 근육으로 수송하여 더 높은 비율의 산소를 이용할 수 있는 근육의 능력을 향상시키는 것과는 큰 관련이 없는 것으로 보인다. 따라서 운동선수의 지구력 수준을 결정하는 것은 VO_2max 값이 아니라 근육 기관이 장시간의 격렬한 작업에 적응할 수 있게 하는 근육 내의 다른 요인들로 보인다.'

  '따라서 지구력 발달은 '호흡respiratory' 능력을 완벽하게 하는 것뿐만 아니라, 골격근의 스트렝스와 산화 특성의 향상과도 관련이 있다. 그러므로 지구력 발달의 주요 방향은 높은 혈중 젖산 수준에 대한 '습관화habituation'뿐만 아니라, 운동중 젖산을 산화하는 근육의 능력을 완벽하게 하고 근육이 일을 할 때 당을 공급하는 작용의 역할을 낮추는 것을 추구하는 것이다. 즉, 지구력 발달은 근육의 해당 과정과 산화 과정 사이의 불일치를 없애고, 유산소 에너지 경로를 최대한 활용하는 데 중점을 두어야 한다.' (Verkhoshansky, 1985)

델타 20 원칙

- 인용. (Vorobyev, 1977)
- 인용. (Vorobyev, 1989)
- 안정적인 구조 상수. (Chernyak, 1978)

100년 가는 집 짓기

- 디트레이닝 때 보이는 첫 번째 적응 손실은 vegetative systems(VO_2max, stroke volume, etc.)의 기능적인 조건과 관련되어 있다. (Yakovlev, 1974)
- 운동선수의 VO_2max가 높을수록 디트레이닝 곡선의 기울기는 가파르다. (Platonov et al., 2004)
- 인터벌 트레이닝에 대한 심장 적응은 꾸준한 노력을 기울였던 것과는 반대로 안정적이지 않다.(Platonov et al., 2004)
- 형태학적 적응은 생화학적 적응보다 더 안정적이다. (Yakovlev, 1974)

  세포질 기반 효소는 불안정하지만(Yakovlev, 1974), 탈수소 효소의 활성은 오랫동안 훈련된 수준으로 유지된다(Yakovlev, 1950).

부하 훈련 중지 후 훈련 효과 유지(Issurin & Shklyar, 2002)		
신체 능력	**효과 유지 기간**	**관련 메커니즘**
유산소 지구력	30±5	Aerobic enzymes, MT mass, capillaries, hemoglobin, glycogen, higher rate of lipolysis
최대 스트렝스	30±5	Neural & hypertrophy
무산소 해당 지구력	18±4	Glycolytic enzymes, glycogen, buffering capacity, higher lactic acid tolerance
젖산 최고 스피드	5±3	Neural, CP storage

- 훈련이 길수록 훈련으로 인한 적응은 더 깊어지고, 디트레이닝(훈련 중단) 시기에도 적응은 오래 유지된다. 예를 들어 30일간 훈련 후, 훈련 중단이 30일 동안 지속되면, 글리코겐 및 CP 함량과 근육 조직의 인산화 활성이 훈련 전 수준으로 감소한다. 훈련이 90일 동안 지속되면 글리코겐 및 인산화 활성은 훈련 중단 후 30일 동안은 전혀 감소하지 않고 CP 함량은 감소하지만 훈련 전 수준으로 돌아가지는 않았다. (Yampolskaya & Yakovlev, 1951)
- 저볼륨 유지 부하에서 속도 요소가 클수록 디트레이닝 방지 효과가 더욱 두드러진다. (Yampolskaya & Yakovlev, 1951)
- 인용. (Yakovlev, 1974)
- 훈련 빈도가 높을수록 디트레이닝은 신속해지는데 그 반대의 경우도 마찬가지이다. (Hettinger, 1961)

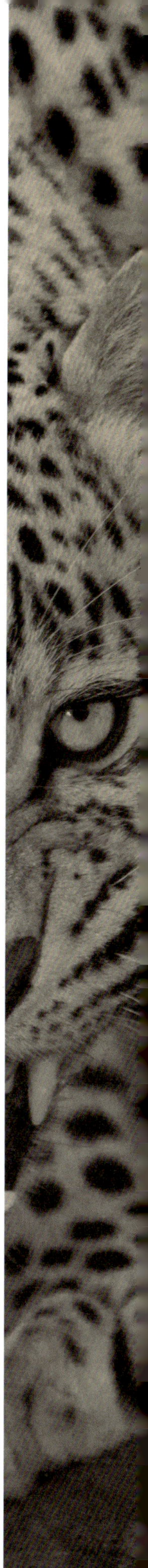

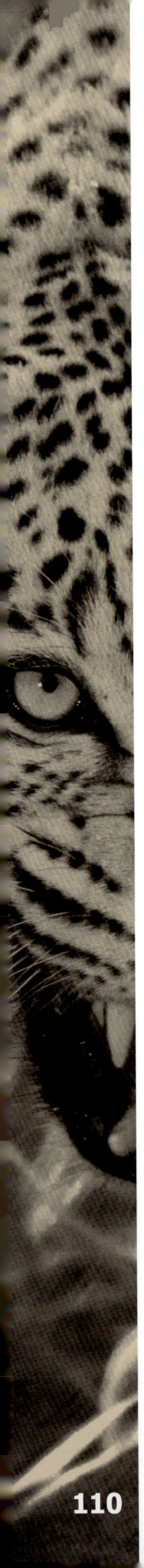

- 탈진성 달리기 이후, 근섬유 단백질 합성이 며칠 동안 저하되는 동안, 근형질 단백질 합성은 훈련 직후 가속화된다(Nekrasov, 1982; Séne, 1987). 이것은 매일 미토콘드리아를 효과적으로 훈련시킬 수 있음을 시사한다(Myakinchenko & Selouyanov, 2005).

스케줄

- 올바른 워밍업은 파워 운동의 퍼포먼스를 크게 향상시킨다(Verkhoshansky, 1977). '워밍업은 스트렝스에 통계적으로 유의미한 긍정적인 영향을 주지 않는다(Kotz, 1998).'
- 인용. (Verkhoshansky 및 Siff, 2009)

각자를 위한 선택

- 높은 부하 가변성은 정체기를 미룬다. (Vorobyev, 1977)
- 힘-속도 곡선(스피드)의 맨 오른쪽에서의 훈련은 곡선의 중간(파워)으로 전이된다. (Khokhmut, 1962)
- 무부하 움직임들의 신속성과 빈도는 최대 저항의 15~20%로 개발된다. (Verkhoshansky, 1988)
- 초기 소련 코칭은 '특정 자극이 엄격한 순서와 간격을 두고 반복될 때' 가장 잘 적응한다는 파블로프의 가르침에 의해 주도되었다(Pavlov, 1949). 1960년대에도 높은 규칙성을 바탕으로 한 훈련이 여전히 자산으로 간주되었다(Luchkin, 1962). 그 뒤, '월요일/수요일/금요일' 유형의 리듬이 초심자에게는 적합하지만 적어도 대회 기간이 지난 후에는, 더 많은 가변성을 필요로 하는 숙련된 운동선수에게는 차선책이라는 결론을 내렸다(Vorobyev, 1977).
- 인용. (Roman, 1986)
- 유산소 지구력과 근육량을 개발할 때 부하 가변성이 제한된다. 훈련 목표가 스피드 스트렝스 또는 근육량 증가 없는 스트렝스일 때 가변성의 중요성은 더 커진다. (Zakharov et al., 1994)

Strong Endurance™ 세미나

하이브리드 엔진을 얹은 레이싱카가 되는 방법

트레이닝에 있어 높은 식견을 가진 러시아 감독 안드레이 코체르킨Andrey Kozhurkin은 적응 현상을 자극하는 두 가지 정반대의 철학에 대해 논하였다.

전통적인 방식은 한계까지 밀어붙이는 것을 강조한다. "죽을 만큼 노력하는 것이 나를 보다 강하게 만들어준다."

이에 대한 대안은 '실패로 이어지는 불리한 내부 상황을 회피(또는 최소한 지연)하거나' 또는 퍼포먼스를 낮춘 훈련이다.

스트렝스 훈련을 예로 들어보자. 대부분의 보디빌더와 레크리에이션 운동선수들은 이 첫 번째 접근 방식을 사용한다. 그들은 실패할 때까지 훈련한다.

이와는 반대로 올림픽 역도 선수와 파워 리프터와 같은 스트렝스 운동선수는 두 번째 접근 방식을 따른다. 1,000파운드 스쿼터인 프레드 해트필드 박사는 실패가 아닌 '성공을 위한 훈련'을 해야 한다는 유명한 선언을 하였다. 미국과 러시아의 파워 리프팅 방법론의 차이에도 불구하고 양국의 강인한 엘리트들은 실패는 옵션이 아니라는 동일한 신념을 공유한다.

지구력 훈련에서는 첫 번째 철학에 대한 공감대가 형성되어 있다. 코치는 운동선수들을 산성화에 노출시켜 완충력을 향상시킨다. 이는 1975년 노틸러스 출신의 아서 존스Arthur Jones가 '메타볼릭 컨디셔닝'이라고 부른 것이다.

우리는 반대로 항당분해 훈련을 할 것이다.

이 혁신적인 방법은 유도, 크로스컨트리 스키, 조정, 자전거 경주, 풀컨택트 가라데 등 가리지 않고 다양한 스포츠에 대한 여러 러시아 국가대표팀에서 퍼포먼스를 획기적으로 향상시켰다.

Q&D 프로토콜은 항당분해 훈련의 빙산의 일각일 뿐이며 Strong Endurance™ 세미나에서 배우게 될 18가지 최첨단 훈련 템플릿 중 하나일 뿐이다.

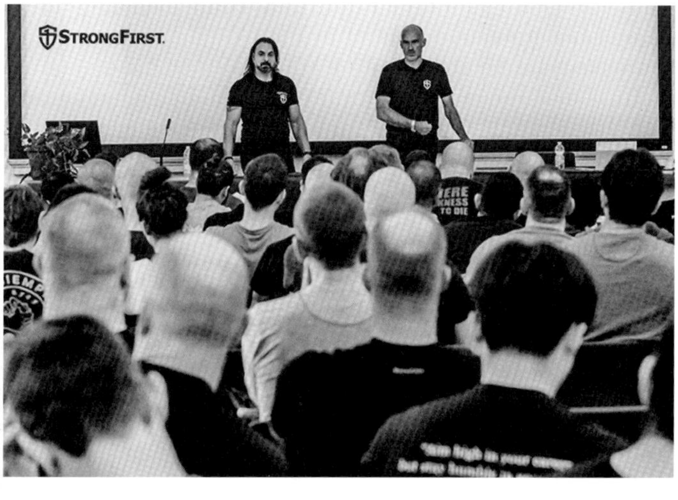

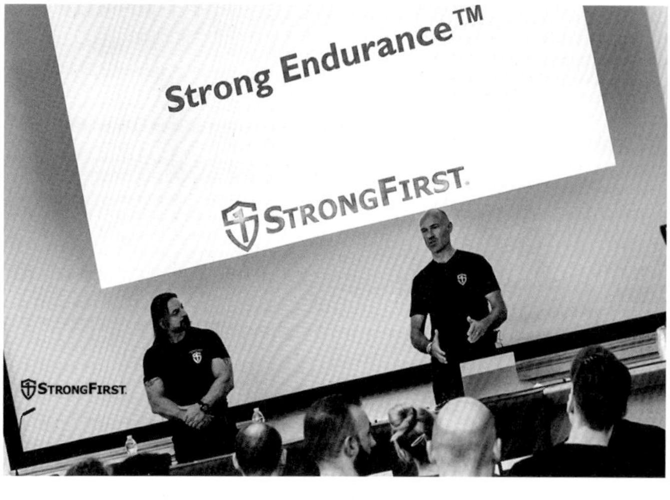

✓ **템플릿 #1~7: Fast Fiber와 Intermediate Fiber의 유산소 훈련**
파워와 스트렝스를 희생하지 않고 일반 스포츠와 격투기 스포츠를 위한 속근 섬유의 유산소 능력을 만든다.

✓ **템플릿 #8~11: Intermediate Fiber의 유산소 훈련**
군대, 경찰, 응급구조대를 위한 훈련

✓ **템플릿 #12~13: Intermediate & Slow Fiber의 유산소 훈련**
행진하거나 죽거나, 지방을 태우는 훈련

✓ **템플릿 #14~16: Fast and Intermediate Fiber의 비대**
산성 완충 작용을 개선하면서 더 많은 근육을 만드는 훈련

✓ **템플릿 #17~18: Slow Fiber의 비대**
레슬링과 부상에 대한 훈련을 위한 게임 체인저

이 외에도 세미나에서 배우게 될 사항들에 대해 참고할 수 있는 Strong Endurance™ 세미나 매뉴얼 목차는 다음과 같다.

세미나 목차

Journeys of energy: summaries of key reactions 1
Stress & adaptation 3
- Stress 3
- "The cost of adaptation" 5
- Stress free adaptation 6

Mitochondria: "Masters of life and death" 13
- Big picture 13
- Reactive oxygen species (ROS) and peroxidation of lipids (POL) 14
- Damage by ROS/POL 15
- Acidosis promotes ROS/POL 16
- Yet infrequent glycolytic exercise may be advisable 17
- Benefits of ROS 17
- Defenses against ROS 18
- How to build mitochondria with exercise 18

Endurance, 50,000' 21
VO_2max, 30,000-50,000' 23
- VO_2max is not the end-all 24
- How to increase VO_2max with steady state exercise 25
- How to increase VO_2max with German interval training 27
- Classic interval training vs. "HIIT" 29
- Redlining the heart rate is dangerous 30
- Vascular adaptations 31
- "Grinds" are not optimal for "cardio" 33

Anti-glycolytic training 35
- Acidosis severely limits performance 35
- The birth and philosophy of AGT 37
- AGT Swedish forerunner 40
- Aerobic advantage 49
- How to make fast twitch fibers aerobic—the classic Soviet model 50
- Mitochondrial quantity vs. quality 52
- Soviet and Russian experimental anti-glycolytic research 54
- Soviet and Russian AGT protocols 66
- AGT load variability 70

Anti-glycolytic, StrongFirst® 75
Glycolytic peaking 89
- Glycolytic training: for the competition period only 89
- Select glycolytic peaking tactics 92

Strength [for] endurance 99
[Para] static endurance 103
Planning 107
- Balance of qualities 107
- Long(er) term 107
- Month 111
- Week: load and recovery 112
- Week: balance of qualities 114
- Week: schedules 116
- Session: load 117
- Session: effort 120
- Session: specificity and variability 123
- Session: modalities 126
- Session: fatigue and recovery 127

AGT templates & plans 131
- Templates 132
- Plans 144
  - **019**: 5min S&S one-arm swing (template #1 + peaking) 144
  - **020**: 5min S&S one-arm swing (template #1 + peaking) 149
  - **260, 360**: 5min S&S one-arm swing (template #1 +"2:2" peaking) 151
  - **033D**: swing + pushup (template #2) 153
  - **044C**: snatch (template #2) 159
  - **044B**: snatch (template #2) 162
  - **1050**: long cycle C&J (~template #2) 164
  - **551**: long cycle C&J (template #3) 165
  - **523A**: TSC snatch (template #4) 166
  - **524A**: SFG snatch (template #4) 167
  - **060**: snatch (template #10) 169
  - **550**: long cycle C&J (template #5) 172
  - **133**: push + pull (template #16) 173

세미나는 생화학 용어로 진행되며 이해하기 쉽게 설명하여 진행한다.

하이브리드의 연비를 지닌 레이싱카를 만드는 방법을 배우게 될 것이다.

StrongFirst.com/special-events/strong-endurance/